Fiona Finlay war städtische Kinderärztin in Bath, Bristol und Southampton. Heute ist sie fachärztliche Beraterin der Stadt Bath, wo sie mit ihren zwei kleinen Kindern lebt. Ihr berufliches Interesse gilt insbesondere dem Schutz der Kinder und den medizinischen Problemen Heranwachsender.

Rosemary Jones promovierte vor zweiundzwanzig Jahren in Leeds. Sie arbeitet als Kinderärztin in Bath und beschäftigt sich vor allem mit autistischen Kindern, Pflege- und Adoptivkindern sowie medizinischen Fragen Heranwachsender.

Tricia Kreitman, Psychologin, hat Programme für die sexuelle Erziehung junger Menschen entwickelt und als Therapeutin für Psychosexualität gearbeitet, bevor sie sich voll und ganz dem Schreiben und dem Verfassen von Rundfunk- und Fernsehsendungen widmete. Seit fünfzehn Jahren ist sie die Leiterin der Ratgeberteams des britischen Teenagermagazins *Mizz* und der britischen Frauenzeitschrift *Prima.* Tricia ist selbst Mutter von Teenagern und war fünf Jahre lang stellvertretende Vorsitzende der Brook Advisory Centres für junge Menschen. Sie ist eine erfahrene Radio- und Fernsehmoderatorin und hat bei den vielfach in Schulen gezeigten Videofilmen „You TV“ sowie „Living and Growing“ der staatlichen Gesundheitserziehung als Komoderatorin mitgewirkt. Sie hat drei Bücher für junge Leute geschrieben.

Tricia Kreitman, Fiona Finlay & Rosemary Jones

PROBLEMLOS DURCH DIE TAGE

Was Mädchen über die Periode wissen möchten

Aus dem Englischen
von Anne Lösch

UEBERREUTER

Die Deutsche Bibliothek – CIP-Einheitsaufnahme

Kreitman, Tricia:
Problemlos durch die Tage : was Mädchen über die Periode
wissen möchten / Tricia Kreitman/Fiona Finlay/Rosemary Jones.
[Aus dem Engl. von Anne Lösch].
– Wien : Ueberreuter, 2002
(Ueberreuter talk about)
Einheitssacht.: Everything you ever wanted to ask about periods <dt.>
ISBN 3-8000-1574-9

JS 0082/1

Aus dem Englischen von Anne Lösch
This translation of "Everything You Ever Wanted to Ask about Periods",
first published in the United Kingdom in 2001, is published by arrangement
with Piccadilly Press Limited, London, England.

Published by arrangement with Piccadilly Press Limited, London
Umschlaggestaltung von Zembsch' Werkstatt, München,
unter Verwendung eines Fotos von Imageshop

Druck: Ueberreuter Print
7 6 5 4 3 2 1

Ueberreuter im Internet: www.ueberreuter.de

Inhalt

Danksagung 9
Zu diesem Buch 9
Einführung 10

Erstes Kapitel – Warum muss ich das eigentlich alles wissen? 13

Zweites Kapitel – Periode, Pubertät und ihre biologischen Grundlagen 17
Was ist Pubertät? 17
Wie verändert sich dein Körper? 18
Was geschieht in deinem Körper? 21
Was passiert einmal im Monat? 23
Was verändert sich bei Jungs? 24
Wie funktioniert das mit dem Kinderkriegen? 27
Problemseite 29

Drittes Kapitel – Wann fängt meine Periode an? 31
Das Durchschnittsalter für den Beginn der Periode 31
Veränderungen, die dir vor deiner ersten Periode auffallen können 33
Der Wachstumsschub 33
Busen, Schamhaare, Flecken, Gerüche und Ausfluss 34
Hormone und Gefühle 36
Problemseite 39

Viertes Kapitel – Wie ist das eigentlich, wenn man seine Tage hat? **45**
Symptome der Periode 48
Fakten und Zahlen
Wie oft werde ich meine Periode kriegen? 48
Wie lange wird sie dauern? 49
Wo kommt das Blut her? 50
Wie stark werde ich bluten? 50
Warum hört die Blutung auf? 51
Ist es nicht gefährlich, jeden Monat Blut zu verlieren? 51
Kriege ich jetzt immer meine Tage? 51
Märchen über die Periode 52
Problemseite 53

Fünftes Kapitel – Wem soll ich es sagen? **56**
Warum du mit jemandem reden solltest 56
Mit deiner Mutter, deinem Vater und deinen Freundinnen sprechen 58
Mit anderen Erwachsenen reden und sie um Hilfe bitten 64
Problemseite 66

Sechstes Kapitel – Was soll ich benutzen? **70**
Hygieneartikel und wie sie funktionieren 71
Binden 72
Tampons 74
Wie oft müssen Binden und Tampons gewechselt werden? 80
Entsorgen von Binden und Tampons 81
Was man im Notfall benutzen kann 81
Problemseite 82

Siebentes Kapitel – Bin ich jetzt anders? **89**
Eltern, die glauben, man wäre jetzt „anders“ 89
Gesundheitsbewusstsein: Ernährung, Schlaf und Körperhygiene 91
Pickel und Akne 94
Haarige Probleme 95
Fruchtbarkeit 96
Problemseite 97

Achtes Kapitel – Die ersten Jahre: Probleme mit der Periode und wie man damit umgeht **100**
Regelschmerzen und das prämenstruelle Syndrom (PMS) 100
Starke Blutungen 105
Unregelmäßige Perioden 107
Problemseite 109

Neuntes Kapitel – Rat und Hilfe **113**
Leute, die du um Hilfe bitten kannst 114
Anzeichen, die dir sagen, dass du zum Arzt musst 119
Was passiert, wenn du wegen deiner Periode zum Arzt gehst? 122
Problemseite 126

Kontaktadressen **129**
Glossar **133**
Verzeichnis **140**

Unseren Familien gewidmet

Danksagung

Wir möchten allen Mädchen danken, die bei der Entstehung dieses Buches mitgeholfen haben. Sie haben uns ihre Probleme anvertraut, viele Fragen beantwortet und uns erzählt, was sie wirklich wissen möchten.

Unser besonderer Dank geht an die Leserinnen von *Mizz*, die uns unterstützten, sowie an Emily, Alice und Polly Jones für all ihre Ratschläge.

Zu diesem Buch

Alles was in diesem Buch steht, basiert auf dem, was Mädchen wirklich wissen möchten.

Du kannst es von Anfang bis Ende lesen oder dir die Themen heraussuchen, die dich besonders interessieren.

Mit Ausnahme des ersten Kapitels beginnt jedes Kapitel mit einer Beschreibung der darin behandelten Themen.

Die meisten Kapitel enthalten wahre Geschichten aus dem richtigen Leben sowie am Schluss die Problemseiten, auf denen spezielle Fragen gestellt und beantwortet werden.

Und weil es so schwer ist, über unseren Körper zu sprechen und darüber, was in ihm geschieht, ohne dabei technische oder medizinische Wörter zu verwenden, haben wir eine Liste mit Begriffen erstellt, die ihr vielleicht nicht kennt. Diese Wörter sind *kursiv* gedruckt und werden im Glossar am Ende des Buches erklärt.

Einführung

In den fünfzehn Jahren, in denen ich als Beraterin des britischen Teenagermagazins *Mizz* tätig war, habe ich ungefähr 200.000 Briefe von Mädchen im Alter zwischen zehn und siebzehn Jahren erhalten. (O ja, die auf den Problemseiten abgedruckten Briefe sind echt!) Unter all den Briefen über Probleme mit dem Freund, über Gewichtssorgen und über verständnislose Eltern fanden sich immer wieder solche mit Fragen zur Periode. In ungefähr 20 Prozent der Briefe in jedem Postsack wurden Fragen zur Periode und zur *Pubertät* gestellt.

Darunter am häufigsten:
Woher weiß ich, dass ich bald meine erste Periode bekomme?
Wie stark werde ich bluten?
Wenn man tagelang Blut verliert, wieso verblutet man dann nicht?
Was passiert, wenn man einen Tampon benutzt und aufs Klo geht?
Fließt das Blut heraus, wenn man im Wasser ist?
Was mache ich, wenn es losgeht und ich nichts bei mir habe?
Merken es einem andere Leute an, wenn man seine Tage hat?
Tut es wirklich so weh?

Aus all diesen Briefen ging hervor, wie viele Mädchen immer noch verängstigt und verwirrt auf ein Thema reagieren, das alle Frauen betrifft und schon immer betroffen hat. Besonders drei Dinge waren es, die mir durch die Zuschriften klar wurden:

Im Schulunterricht wird das Erwachsenwerden und die Periode oft viel zu kurz und zu spät behandelt.

Für viele Eltern ist es schwierig oder sogar unmöglich, mit ihren Töchtern über die Periode und über körperliche Veränderungen zu sprechen.

Informationen, die Mädchen zu Hause oder in der Schule erhalten, sind oft biologischer und nicht praktischer Natur. Ein Mädchen schrieb mir: „Sie haben uns Diagramme gezeigt und über Hormone geredet. Und wir wollten eigentlich wissen, was wir machen sollen, wenn wir plötzlich unerwartet unsere Tage bekommen."

1995 hatte ich das Glück, Fiona Finlay und Rosemary Jones zu begegnen, zwei Fachärztinnen, die sich auf die medizinischen Probleme von Kindern und Heranwachsenden spezialisiert hatten. Sie arbeiteten in Schulen, Arztpraxen und in Ambulanzen. Dort stellten ihnen junge Mädchen die gleichen Fragen, wie ich sie aus den Leserbriefen an *Mizz* kannte. Auch ihnen war das Thema ein Anliegen und so begannen wir gemeinsam, uns intensiv mit dem Problem zu beschäftigen.

Wir untersuchten, was mit Mädchen geschieht, während sie heranwachsen, und welche Phasen es dabei gibt. Unsere Erkenntnisse haben wir veröffentlicht und auf vielen Tagungen vor Fachleuten vorgetragen. Aber unser eigentliches Ziel war immer, die Mädchen zu erreichen und ihnen zu helfen. Wir wollten die Missverständnisse ausräumen und die Ängste und Sorgen beseitigen, die das Thema Periode begleiten, und deshalb haben wir dieses Buch geschrieben.

Wir haben es nicht für Fachleute zusammengestellt und auch nicht für Eltern – obwohl sie sich natürlich für den Inhalt interessieren könnten! Dieses Buch wurde in erster Linie für junge Mädchen geschrieben, die ihre Tage schon haben oder kurz davor stehen, sie zu bekommen. Wir hoffen, dass sie Antworten auf die Fragen finden, die sie quälen oder durch dieses Buch zumindest so viel Vertrauen gewinnen, sich nicht davor zu scheuen, jemanden um Hilfe zu bitten. Jedes Kapitel beschäftigt sich unmittelbar mit den uns gestellten Fragen und mit jenen Dingen, die die Mädchen gerne schon früher gewusst hätten. Außerdem werden ausführlich Briefe zitiert, in denen Mädchen über ihre eigenen Erfahrungen berichten.

TRICIA KREITMAN

Erstes Kapitel

Warum muss ich das eigentlich alles wissen?

Die Periode ist ein natürlicher Teil in der Entwicklung zum Erwachsenen bzw. zur Frau. Also könntest du dich fragen, was das ganze Theater eigentlich soll! Wir haben dieses Buch geschrieben, weil uns so viele Mädchen zu diesem Thema um Rat baten. Und vielleicht interessieren dich ja auch die folgenden Gründe:

Auch wenn du deine Tage bis jetzt noch nicht hast, du wirst sie bekommen. Und dann kannst du davon ausgehen, dass du etwa 40 Jahre lang jeden Monat eine Periode haben wirst, die ungefähr fünf Tage dauert. Wenn du all diese Tage zusammenzählst, wirst du sehen, dass du sechs bis sieben Jahre deines Lebens damit zubringst, deine Periode zu haben! Also ist es durchaus sinnvoll, so viel wie möglich darüber zu wissen und wirklich darauf vorbereitet zu sein.

Weil viele Leute (auch Eltern) sich schwer tun, offen über die Tage zu sprechen. Werbespots für Binden und Tampons tragen zu dieser Verlegenheit bei, weil dort nie das Wort „Blut“ erwähnt und stattdessen eine blaue Flüssigkeit verwendet wird, um die Saugfähigkeit der beworbenen Produkte zu demonstrieren. Außerdem vermittelt die Werbung den Eindruck, es wäre entsetzlich peinlich, wenn jemand mitbekäme, dass man die Periode hat. Kein Wunder also, wenn viele Frauen mit allen Mitteln versuchen diese Tatsache zu verbergen – sogar vor ihren eigenen Familien. Doch daraus entwickelt sich ein Teufelskreis. Junge Mädchen übernehmen dieses Verlegenheitsgefühl von ihren Müttern, sie trauen sich nicht sie zu fragen und verhalten sich später einmal ihren Töchtern gegenüber genauso.

Obwohl im Schulunterricht die Periode behandelt wird, geht es wahrscheinlich eher um biologische Zusammenhänge als um praktische Informationen und Tipps. Natürlich sollte man unbedingt wissen, was im eigenen Körper vor sich geht. Allerdings machen sich die meisten Mädchen viel mehr Gedanken darüber, wie sich eine Periode anfühlen wird und wie sie überhaupt damit umgehen sollen. Und auf solche Fragen gibt es in der Schule oft keine Antwort.

Weil du vielleicht Gerede und Geschichten hörst, ist es besonders wichtig, wirklich Bescheid zu wissen. Für viele ist die Periode immer noch ein peinliches Thema, über das man nicht spricht. Das führt zu Missverständnissen. Vielleicht hast du schon einmal gehört, es sei gefährlich, während deiner Tage zu baden oder Sport zu treiben. Tatsächlich trifft das Gegenteil zu: Regelmäßig zu baden oder zu duschen ist sogar wichtig, damit du dich sauber und wohl fühlst. Und wenn du kurz vor Beginn der Periode und während der ersten Tage ein bisschen müde bist, ist gerade Sport ein gutes Mittel, Regelschmerzen zu lindern und dich allgemein besser zu fühlen. Sobald du mehr über die Tage weißt und die Problemseiten in diesem Buch gelesen hast, kannst du Geschwätz und Gerüchte mit Sicherheit von der Wahrheit unterscheiden.

Weil es normal ist, eine Periode zu haben, ist es auch normal, sich darüber Gedanken zu machen und Fragen zu stellen. Die erste Periode kann dir wie ein großer Einschnitt in deinem Leben vorkommen (wobei du immer noch dieselbe bist wie vorher). Also ist es völlig verständlich, wenn du Fragen dazu hast. Selbst wenn du die Periode schon längere Zeit hast, können immer noch Dinge vorkommen, die dich verunsichern und über die du Bescheid wissen möchtest. Dieses Buch soll dir Antworten geben – und den Mut, Rat und Hilfe zu suchen, wenn du sie brauchst.

Weil so viele Mädchen unter Gruppenzwang leiden, muss man wissen, dass die körperliche Entwicklung bei jedem Mädchen anders ist. Die *Pubertät* setzt bei jedem Mädchen zu einem anderen Zeitpunkt ein und bei manchen geht die Entwicklung schneller und bei anderen langsamer vor sich. Viele Mädchen machen sich deshalb Sorgen und fühlen sich ausgeschlossen, weil ihr Körper irgendwie „anders" zu sein scheint. Wenn du aber weißt, dass es völlig okay ist, anders zu sein als deine Freundinnen, dann machst du dir vielleicht auch nicht mehr so viele Gedanken darüber.

Weil deine Freundinnen vielleicht nicht so gut informiert sind wie du, kannst du ihnen helfen. Du bist nicht die Einzige, der das so geht. Manchen Mädchen fällt es nämlich sehr schwer, sich mitzuteilen. Wenn du dieses Buch gelesen hast, wirst du in der Lage sein, deinen Freundinnen zu helfen, weil du schwierige Fragen beantworten kannst, bei denen sich niemand so richtig auszukennen scheint.

Weil die Werbung euch als Zielgruppe erkannt hat. Firmen, die Binden oder Tampons herstellen, wissen, dass sich mit diesen Produkten ein gutes Geschäft machen lässt. Wenn sie dich dazu bringen können, ihre Marke zu benutzen, dann stehen die Chancen gut, dass du sie auf Jahre hinaus jeden

Monat wieder kaufst. Also werden sie viel Geld investieren um dich davon zu überzeugen, dass ihre Binden und Tampons die besten sind. Vielleicht sind sie auch wirklich sehr gut, aber kein Produkt ist für alle das beste. Viele Mädchen benutzen, je nachdem wie stark die Blutungen sind, auch verschiedene *Hygieneartikel.* Und wenn eine Binde für deine Freundin angenehm ist, heißt das noch lange nicht, dass dieses Produkt auch für dich passend ist. Es ist gut, wenn man einige Produkte ausprobiert und weiß, wie sie zu handhaben sind, um sich dann in all dem Werbegetrommel seine eigene Meinung bilden zu können.

Und schließlich:

Weil uns Tausende Mädchen gesagt haben, dass es diese Dinge sind, die sie wirklich wissen möchten.

Zweites Kapitel

Periode, Pubertät und ihre biologischen Grundlagen

In diesem Kapitel sprechen wir darüber,

was Pubertät ist,
wie sich dein Körper verändert,
was in deinem Körper vor sich geht,
was einmal im Monat passiert,
was sich bei Jungs verändert,
wie das mit dem Kinderkriegen funktioniert.

Im folgenden Abschnitt erklären wir, wie dein Körper funktioniert und was in ihm passiert, wenn du deine Tage hast. Einiges – oder sogar vieles – wirst du schon aus der Schule oder aus anderen Büchern kennen. Oder vielleicht gehen dir Diagramme und technische Beschreibungen, die sich wie in der Physikstunde anhören, einfach nur auf die Nerven! Wenn du jetzt keine Lust hast, dieses Kapitel zu lesen, dann überspringe es einfach. Wenn du willst, kannst du ja später darauf zurückkommen.

Was ist Pubertät?

Mit dem Wort *Pubertät* bezeichnet man all jene Veränderungen, die stattfinden, wenn du von einem Kind zu einer jungen Frau heranwächst. Die erste Periode ist nur eine Etappe in dieser Entwicklung.

Wie verändert sich dein Körper?

Der Körper eines Mädchens
sieht zuerst etwa so aus:

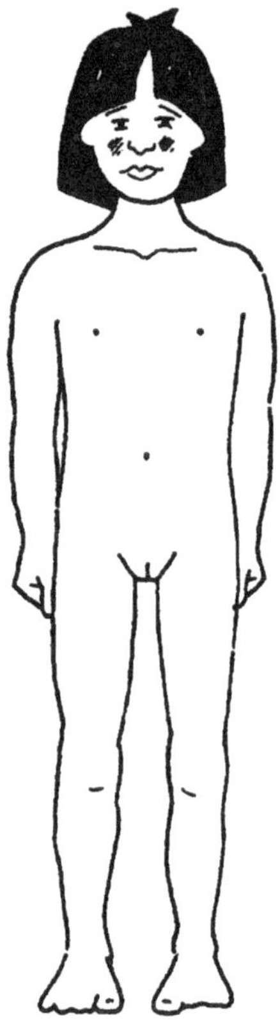

und später dann eher so:

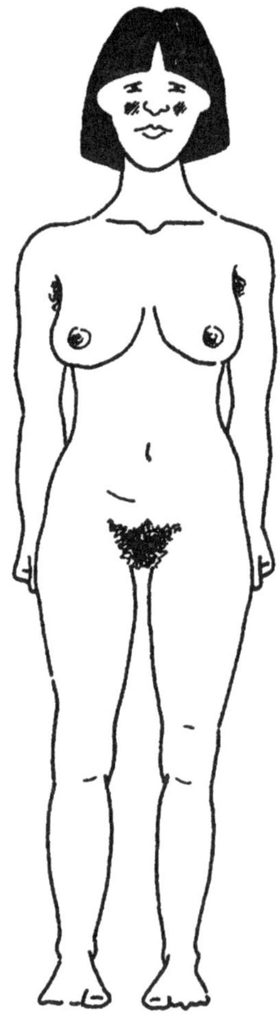

Die *Pubertät* beginnt mit dem Wachsen erster *Schamhaare* und der langsamen Entwicklung deines *Busens*. In dieser Zeit verändern sich verschiedene Teile deines Körpers. Außerdem kannst du ab deiner ersten Periode auch Kinder kriegen – sie bringt also wirklich Veränderungen!

Jeder Mensch durchlebt die *Pubertät* – aber nicht unbedingt im gleichen Alter. Viele Mädchen stellen erste Veränderungen an sich fest, wenn sie zehn Jahre alt sind. Das kann auch schon mit acht Jahren der Fall sein oder erst mit 14 oder 15. Die *Pubertät* kann in zwei Jahren abgeschlossen sein, kann aber auch sechs oder sieben Jahre dauern. Jedes Mädchen ist ein bisschen anders, und bei dir wird vermutlich einiges anders sein als bei deinen Freundinnen.

Diese Abbildung zeigt ein Mädchen etwa in der Mitte der *Pubertät*:

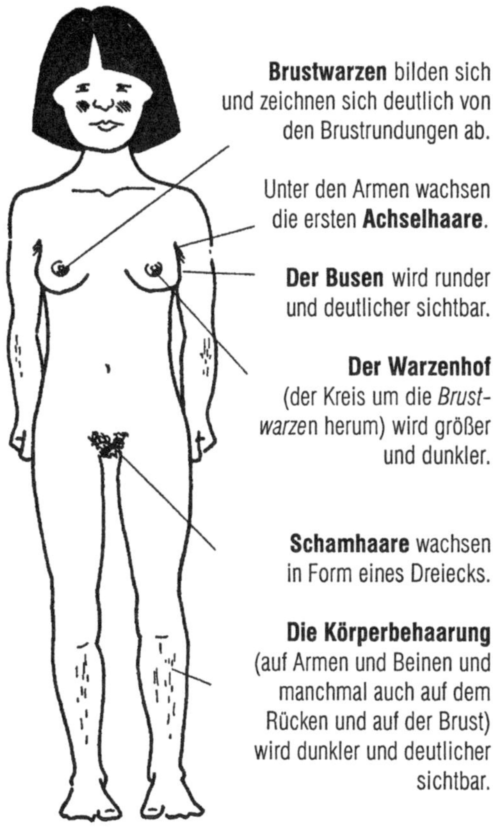

Vielleicht bist du dicker oder dünner, möglicherweise ist dein *Busen* kleiner oder größer, oder du hast mehr oder weniger Haare am Körper als dieses Mädchen. Aber die Veränderungen, von denen wir in diesem Kapitel sprechen, werden auch auf dich zutreffen.

Wenn du dir dieses Mädchen genauer anschauen könntest, würdest du ihre *Genitalien* sehen (ihre äußeren Sexualorgane). Zwischen ihren Beinen befinden sich drei Öffnungen: die Harnröhre, die Scheide (*Vagina*) und der *After* – wobei die Öffnung der Harnröhre so klein ist, dass man sie kaum sieht. Der *Stuhl* (Kot) kommt aus dem *After*, der *Urin* (Harn) aus der Harnröhre. Die Scheide ist jene Öffnung, aus der das Blut fließt, wenn du deine Tage hast. In sie dringt auch der *Penis* ein, wenn du mit einem Jungen schläfst. Gleichzeitig ist sie auch der Geburtskanal, durch den ein Baby auf die Welt kommt.

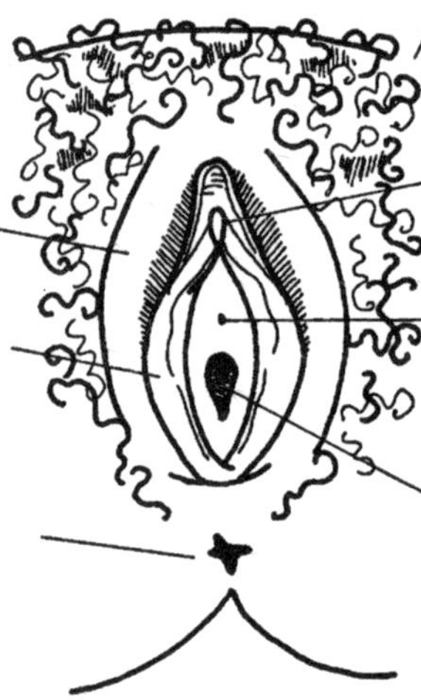

Vielleicht ist es dir noch nie in den Sinn gekommen, einmal zwischen deine Beine zu schauen – oder vielleicht hast du gehört oder geglaubt, dass man das nicht darf oder tut. Das ist falsch! Wenn du deinen Körper besser kennen lernen willst, nimm dir einen kleinen Spiegel, in dem du dich genau betrachten kannst. Und mach dir keine Gedanken, wenn du nicht genau so aussiehst wie auf der Abbildung oben – jeder ist ein bisschen anders – es gibt keine Norm!

Was geschieht in deinem Körper?

Einige der wichtigsten Veränderungen in der *Pubertät* finden **im** Körper statt. Du kannst sie also nicht sehen. Sie betreffen deine *Fortpflanzungsorgane.* Das sind jene Teile des Körpers, die Eier produzieren und dafür sorgen, dass ein Baby entstehen und sich entwickeln kann. Und genau diese Organe sind dafür verantwortlich, dass du einmal im Monat deine Tage hast.

Damit du dir besser vorstellen kannst, an welcher Stelle sich die *Fortpflanzungsorgane* befinden, stellst du dich am besten hin und formst mit deinen Händen (wie auf der Abbildung gezeigt) ein Dreieck vor deinem Körper:

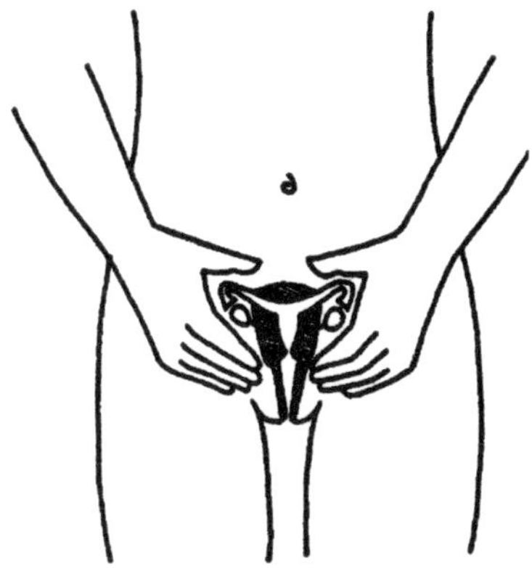

Die untere Zeichnung gibt dir eine bessere Vorstellung von dem, was in dir geschieht.

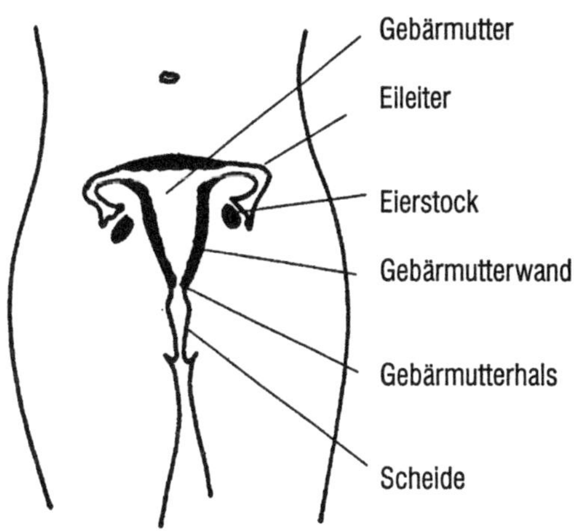

Du hast zwei ***Eierstöcke***, einen auf der linken und einen auf der rechten Seite. Als du auf die Welt gekommen bist, waren bereits Tausende und Abertausende winzige Eier in jedem deiner *Eierstöcke* vorhanden. Wenn du in die *Pubertät* kommst, werden jeden Monat eines oder zwei dieser Eier freigesetzt.

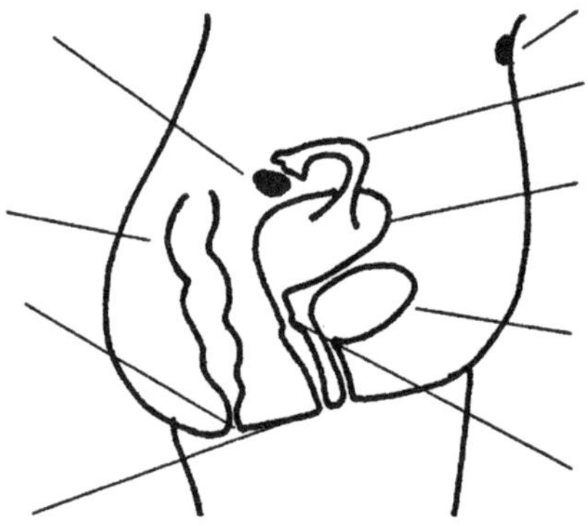

Die *Eierstöcke*, und das ist sehr wichtig, produzieren außerdem **Hormone,** die den ***Zyklus*** oder Ablauf deiner Perioden bestimmen.

Wahrscheinlich hast du schon einmal etwas von Hormonen gehört. Sie sind natürliche chemische Substanzen, die dein Körper herstellt. Mit ihrer Hilfe steuert er fast alle Körperfunktionen – und besonders jene, die Wachstum und Veränderungen herbeiführen.

Was ist ein Hormon?

Hormone könnte man als chemische Botschafter bezeichnen. Sie werden in einem Teil des Körpers (meistens in einer Drüse) hergestellt. Mithilfe der Blutbahnen, die ihnen als Transportsystem dienen, reisen sie dann im ganzen Körper umher und erteilen ihre Anweisungen. Das passiert nicht nur während der Pubertät. Du hast schon Hormone produziert, als du noch gar nicht geboren warst – und dein Körper wird sie dein ganzes Leben lang erzeugen.

Was passiert einmal im Monat?

Die beiden wichtigsten Hormone, die in den *Eierstöcke*n produziert werden, sind das *Östrogen* und das *Progesteron.* Sie verursachen die Veränderungen in deinem Körper und steuern den monatlichen *Zyklus* deiner Periode.

Die Hormone melden den *Eierstöcke*n, wann sie ein Ei freisetzen sollen. Sobald dies geschehen ist, bewegt sich das Ei langsam durch den *Eileiter* in die Gebärmutter hinein.

Die *Eileiter* sind nur ungefähr 12 – 15 cm lang. Trotzdem kann ein Ei für seine Reise eine ganze Woche benötigen.

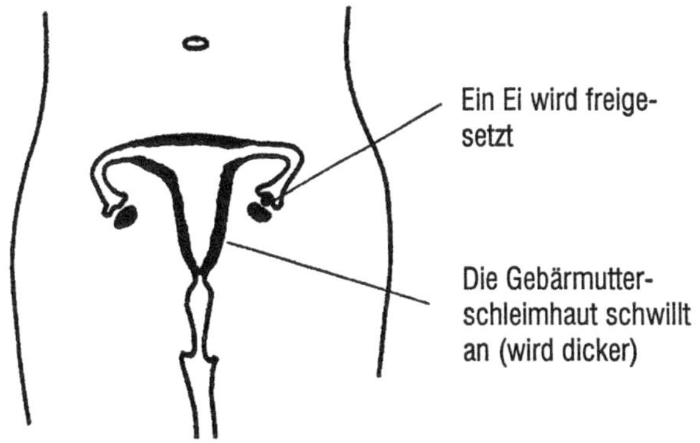

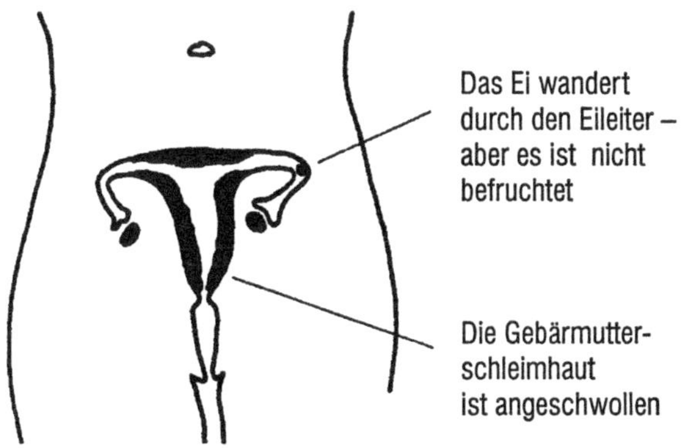

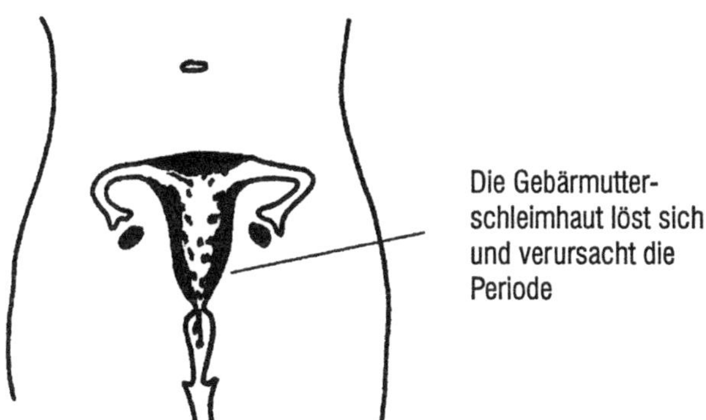

Nachdem das Ei freigesetzt wurde, beginnt die Gebärmutterschleimhaut anzuschwellen.

Falls das Ei während seiner Reise durch den *Eileiter* auf einen Samen treffen sollte, könnte es befruchtet werden. Das ist der Fall, wenn ein Ei und ein Samen verschmelzen und zu wachsen beginnen, indem sie mehr und mehr Zellen produzieren. Diese Gruppe von Zellen bewegt sich dann durch den *Eileiter* in die Gebärmutter. Falls sie sich in der **Gebärmutterwand** einnistet, kann sie zu einem winzigen *Fötus* und schließlich zu einem Baby werden.

Wenn das Ei hingegen in die Gebärmutter gelangt, ohne von einem Samen befruchtet worden zu sein, dann löst es sich auf. Gleichzeitig löst sich auch die Schleimhaut in kleinen Stücken von der Gebärmutterwand, weil sie nicht gebraucht wird um einen *Fötus* zu nähren. Sie bildet eine schleimige Mischung aus Blut, toten Zellen und dem mikroskopisch kleinen Ei, die durch die Scheide aus dem Körper herausfließt. Und das ist deine Periode.

Was verändert sich bei Jungs?

Auch Jungs kommen in die *Pubertät!* Meistens beginnt sie ein bisschen später als bei Mädchen und auch für sie gilt, dass jeder anders ist.

Bei den Mädchen kommt der große Wachstumsschub im Allgemeinen ziemlich früh, noch bevor sie ihre erste Periode haben. Bei den Jungs kann es sein, dass dieser Schub erst mit 13 oder 14 einsetzt und sie durch ihre gesamte *Pubertät* hindurch weiter wachsen. Das erklärt, warum viele Mädchen mit 11 oder 12 größer als gleichaltrige Jungs sind.

Jungs werden nicht nur größer, auch ihre Schultern und ihre

Zuerst sieht ein
Junge so aus:

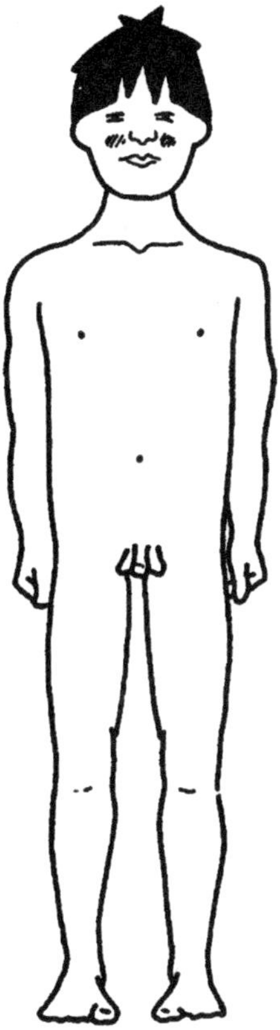

dann so:

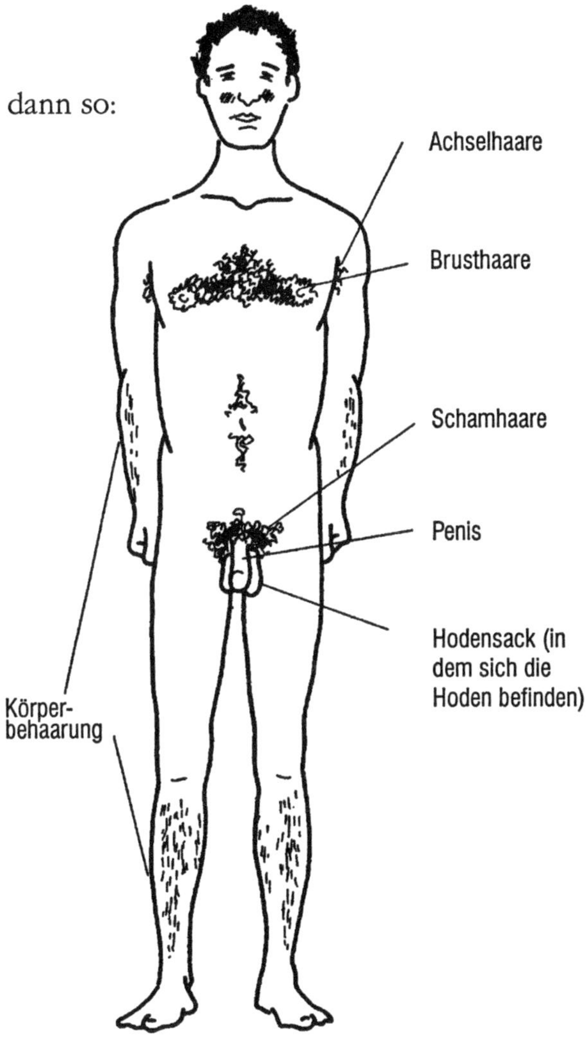

Brust werden breiter. Es bildet sich eine starke Körperbehaarung, oft zuerst unter den Armen und um ihren *Penis* herum. Dann breitet sie sich aus und macht sich stark bemerkbar – vor allem im Gesicht. Manche müssen sich schon ziemlich früh rasieren, andere hingegen vielleicht erst nach einigen Jahren. Außerdem bekommen sie eine tiefere Stimme. Manchmal geschieht das sozusagen über Nacht, manchmal erst nach und nach. Dann sind sie, wie man sagt, im „Stimmbruch".

Auch bei Jungs verändern sich die Sexualorgane. Ihr *Penis* und ihre *Hoden* werden größer.

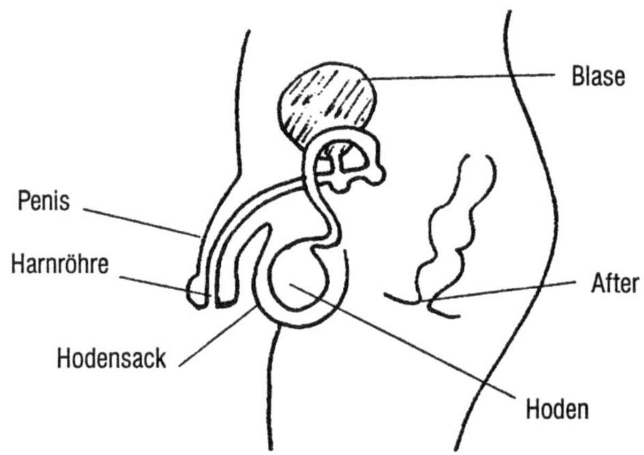

Die *Hoden* sind zwei weiche Bälle von ungefähr der Größe einer Pflaume, die hinter dem *Penis* im Hodensack, einem lockeren Hautsack, hängen. In den *Hoden* werden Hormone produziert, die das Wachstum und die Entwicklung in verschiedenen Teilen des Körpers steuern. Auch der männliche Samen kommt von dort. Das sind jene Zellen, die das Ei eines Mädchens befruchten können.

Der *Penis* besteht aus schwammartigem Gewebe, durch das eine dünne Röhre läuft, die Harnröhre. Wie bei den Mädchen kommt auch bei Jungs der Urin durch ihre Harnröhre. Auch der Samen kommt aus dieser Röhre – allerdings nicht zur gleichen Zeit wie der Urin!

Wenn ein Junge sexuell erregt ist, schwillt sein *Penis* an und wird steif. Schließlich kann es dazu kommen, dass eine kleine Menge einer weißen, trüben Flüssigkeit daraus hervorschießt. Das ist das *Ejakulat* (oder die Samenflüssigkeit), also eine Mischung aus Samen und Flüssigkeit.

Wie funktioniert das mit dem Kinderkriegen?

Wenn zwei miteinander schlafen (also Sex haben) möchten, dann beginnt das meistens mit gegenseitigem Streicheln und Küssen. Das ist sehr schön und verschafft beiden ein angenehm warmes Gefühl in ihren Sexualorganen. Die Schamlippen der Frau schwellen an und werden dunkler, ihre innere Scheidenwand dehnt sich aus und wird breiter. Der *Penis* des Mannes versteift sich und schwillt an, damit er in die Scheide der Frau eindringen kann. Natürlich müssen beide das wollen! Schließlich schießt aus seinem *Penis* sein *Ejakulat* durch die Scheide der Frau in Richtung Gebärmutterhals. Diese Flüssigkeit (ungefähr ein Teelöffel voll) enthält Millionen von Samen. Sie sehen aus wie kleine Kaulquappen und können hervorragend schwimmen. Sie wieseln durch den Gebärmutterhals in die Gebärmutter und dann in die *Eileiter*. Und falls ein Samen dort auf ein Ei trifft, kann er es befruchten. Ei und Samen stoßen aufeinander, beginnen sich zu teilen und entwickeln sich zu einem *Fötus*, der schließlich zu einem Baby heranwächst.

Erstaunliche Tatsachen

Ein menschliches Ei ist so winzig, dass zehn Eier auf einen einzigen Punkt [.] passen würden.

●

Bei ihrer Geburt haben Mädchen über eine Million Eier in ihren Eierstöcken, aber in ihrem ganzen Leben werden nur ungefähr vierhundert davon freigesetzt.

●

Der innere Durchmesser eines Eileiters entspricht ungefähr dem eines menschlichen Haares. Eileiter sind sehr empfindlich und können leicht verletzt oder auch verstopft werden. Einer der Gründe, warum du dich vor Infektionen deiner Sexualorgane schützen solltest ist der, dass verstopfte Eileiter später, wenn du älter bist, eine Schwangerschaft verhindern können.

●

In der Schwangerschaft, während das Baby heranwächst, dehnt sich die Gebärmutter auf das über Tausendfache ihrer gewöhnlichen Größe aus.

●

Ein Samen misst nur 0,05 mm. 200 Samen, der Länge nach aneinander gelegt, würden nur 1 cm ausmachen.

●

Ein Samen kann ungefähr 3 mm in der Stunde schwimmen, oder 7 cm in 24 Stunden.

●

Jeder gesunde erwachsene Mann produziert täglich rund 500.000.000 Samen.

Problemseite

Ich habe mir mit einem Spiegel zwischen die Beine geschaut, aber ich kann nur zwei Löcher sehen – meine Scheide und den Darmausgang. Stimmt was nicht mit mir?

Keine Sorge, es ist alles in Ordnung. Das dritte Loch, der Ausgang der Harnröhre, ist ganz klein und manchmal schwer zu entdecken. Aber da dein Urin dort herauskommt, ist er sicher da!

Als ich mit einem Spiegel nachgesehen habe, waren meine inneren Schamlippen viel größer als die äußeren. Ist das normal?

Keine Sorge! Auch wenn in den Diagrammen die inneren Schamlippen kleiner dargestellt werden, sind sie in Wirklichkeit oft größer oder hängen tiefer als die äußeren hinunter. Manchmal ist auch eine Seite größer als die andere. Also kein Grund zur Beunruhigung!

Ich habe eine Krankheit, die Zöliakie heißt, was bedeutet, dass ich keine Lebensmittel essen darf, in denen Weizen drin ist. Bis zum 5. Lebensjahr ging es mir sehr schlecht und außerdem war ich sehr klein. Jetzt fühl ich mich besser, aber ich bin immer noch viel kleiner als meine Freundinnen. Werde ich genauso erwachsen wie sie? Kriegen Mädchen wie ich ganz normal ihre Tage?

Es gibt viele gesundheitliche Störungen, die das Wachstum beeinflussen können. Im Allgemeinen bekommen größere Mädchen ihre Tage früher als kleinere (obwohl es Ausnahmen gibt). Es besteht kein medizinischer Grund dafür, dass du deine Tage nicht bekommen solltest, aber vielleicht passiert das ein bisschen später als bei den anderen. Wenn du dir darüber Gedanken machst, bitte doch deinen Hausarzt um Rat.

Kann ich irgendetwas tun, damit meine Tage endlich anfangen? Alle meine Freundinnen haben sie schon und ich komme mir vor wie ein Baby.

Nein. Es gibt nichts, was du tun könntest, damit deine Periode früher einsetzt. Die Zeit und das Tempo, in dem du dich entwickelst, sind in deinem Körper schon längst vorgegeben. Aber vielleicht solltest du dich einmal erkundigen, ob du das richtige Gewicht für deine Größe hast. Frag den Schul- oder Hausarzt, wenn du dir nicht sicher bist. Manchmal verzögert sich nämlich der Beginn der Periode, wenn Mädchen untergewichtig sind.

Ich habe gehört, dass man nicht mehr wächst, wenn die Tage angefangen haben. Stimmt das?

Nicht ganz. Der intensivste Wachstumsschub erfolgt vor deiner ersten Periode. Danach wächst du langsamer, wirst aber in den folgenden Jahren trotzdem noch ein bisschen größer. Und wenn du aufhörst zu wachsen, merkst du das vermutlich zuerst an deinen Füßen!

Drittes Kapitel

Wann fängt meine Periode an?

Dieses Kapitel befasst sich mit

dem Durchschnittsalter für den Beginn der Periode,
den Veränderungen, die dir vor deiner ersten Periode auffallen können,
dem Wachstumsschub,
Busen, Schamhaaren, Flecken, Gerüchen und Ausfluss,
Hormonen und Gefühlen.

Das Durchschnittsalter für den Beginn der Periode

Der gesamte Prozess der *Pubertät* kann sich über mehrere Jahre erstrecken und vielleicht merkst du einige Veränderungen gar nicht so sehr. Aber es ist ganz sicher ein besonderes Ereignis, wenn du zum ersten Mal deine Tage bekommst. Der medizinische Ausdruck dafür ist *Menarche*. Bei den meisten Mädchen ist das zwischen 12 und 13 der Fall, bei vielen aber auch früher oder später. Manche haben ihre erste Periode bereits mit acht oder neun Jahren, andere mit 16 oder 17. Viele Mädchen machen sich Sorgen, wenn ihr Körper nicht dem „Durchschnitt“ zu entsprechen scheint, und deshalb ist es wichtig zu wissen, dass sich jedes Mädchen vom anderen unterscheidet.

Ich hatte meine erste Periode mit 9 und ich war erleichtert, dass meine Mutter mitbekam, dass es so weit war, und mir alles, rechtzeitig erklärte. Trotzdem war es ziemlich schwer für mich, weil ich größer war als alle anderen in der Klasse und schon einen Busen bekam. Ich wurde ziemlich viel gehänselt und hatte solche Angst, sie würden herausfinden, dass ich meine Tage schon hatte.

Alice, 12

Mit 12 oder 13 hatten alle meine Freundinnen ihre Tage und ich kam mir total ausgeschlossen vor. Dauernd wurde darüber gesprochen und ich habe einfach so getan, als ob ich sie auch schon hätte. Ich habe sogar Binden in die Schultasche gepackt. Die hat meine Mutter eines Tages gefunden und mich gefragt, warum ich ihr denn nichts davon mitgeteilt hätte. Ich wusste nicht, was ich sagen sollte. Schließlich hat sie mir erzählt, dass sie erst mit 15 ihre erste Periode hatte. Ich bin ziemlich klein, so wie sie, also mache ich mir nicht mehr so viele Gedanken darüber. Aber meinen Freundinnen habe ich noch immer nicht gebeichtet, dass ich nur so tue als ob!

Lucy, 14

Als ich 16 wurde und ich meine Tage immer noch nicht hatte, war ich überzeugt, dass mit mir was nicht stimmt. Meine Mutter hat mich immer wieder gefragt, ob mich etwas bedrückt, aber ich hatte einfach Angst, was zu sagen. Meine Freundinnen hatten alle schon ihre Tage und ich hab einfach den Mund gehalten, wenn sie darüber gesprochen haben. Und dann war ich einmal bei der Ärztin, weil ich Ohrenschmerzen hatte, und sie hat mich gefragt, ob ich meine Tage schon hätte. Ich bin fast gestorben! Aber sie war furchtbar nett und hat mir alle Symptome erklärt, die vorher auftreten. Ich wäre zwar spät dran, hat sie gemeint, aber es würde wohl bald losgehen. Ich war so erleichtert! Und zwei Wochen später hatte ich rostrote Flecken im Slip und da wusste ich, dass es so weit war.

Gail, 17

Wenn du mit deiner Mutter über deine Periode sprichst, solltest du sie fragen, wie alt sie war, als sie ihre Tage bekam. Viele Mädchen bekommen sie nämlich im gleichen Alter wie ihre Mütter oder ihre älteren Schwestern.

Veränderungen, die dir vor deiner ersten Periode auffallen können

Die Periode ist nicht die einzige Veränderung in deinem Körper während der *Pubertät*, es gibt noch weitere, die bis zu zwei Jahre vor der ersten Periode beginnen können. Sie deuten darauf hin, dass es bald so weit sein wird.

Der Wachstumsschub

In dieser Zeit braucht dein Körper viel Energie, um zu wachsen – er wächst dann meist nicht nur in die Höhe, sondern auch in die Breite. Babys machen in den ersten beiden Lebensjahren einen Wachstumsschub durch. Danach wachsen die meisten Mädchen bis zu Beginn der *Pubertät* ungefähr 5 cm im Jahr. Während der *Pubertät* kommt es zu einem neuerlichen, beschleunigten Wachstumsschub – man kann bis zu 10 cm pro Jahr wachsen.

Bald nachdem du deine erste Periode hattest, verlangsamt sich das Wachstum wieder.

Busen, Schamhaare, Hautunreinheiten, Gerüche und Ausfluss

Veränderungen der Brust

Wenn deine Brust sich zu verändern beginnt, ist das ein sehr klares und deutliches Zeichen dafür, dass du bald in die *Pubertät* kommen wirst.

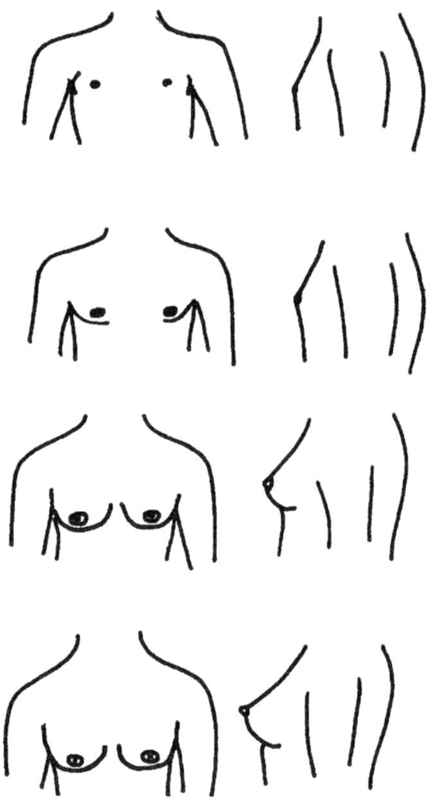

So verändert sich die Brust

Die Brustwarzen entwickeln sich

Der Warzenhof wird deutlicher sichtbar und die Brust wird größer

Ausgewachsener Busen

Du wirst kleine, harte Knoten bemerken, ungefähr so groß wie eine Weinbeere, die hinter den beiden *Brustwarze*n gewachsen sind. Vielleicht sind sie ein bisschen druckempfindlich. Danach wird der um die *Brustwarze*n herumliegende *Warzenhof* breiter, dunkler und deutlicher sichtbar. Deine Brust wächst so lange weiter, bis sie ihre endgültige Größe und Form erreicht hat – aber das kann einige Jahre dauern.

Der *Busen* besteht aus Fettgewebe und einem besonderen Gewebe, das winzige Drüsen enthält. Wenn du ein Baby bekommst, produzieren diese Drüsen Milch – so kannst du ein Baby stillen.

Weitere Veränderungen in deinem Körper

Mit dem Beginn der *Pubertät* verändert sich im Allgemeinen auch die Körperform. Die meisten Mädchen stellen fest, dass ihre Hüften ein bisschen breiter werden und ihre Füße größer.

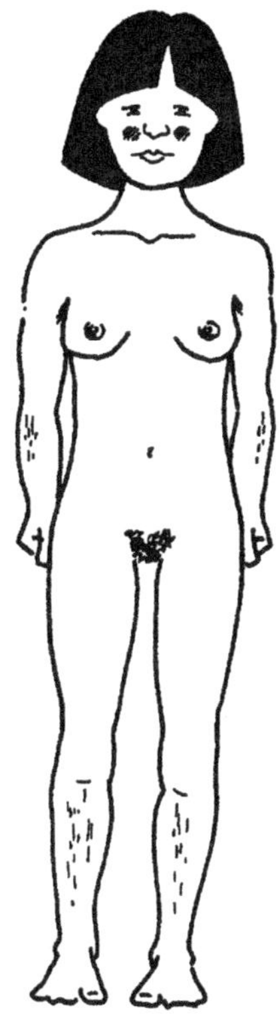

Du wirst zwischen deinen Beinen die ersten *Schamhaare* entdecken und unter deinen Armen Achselhaare. Im Verlauf der *Pubertät* werden immer mehr Haare wachsen. Du wirst sie auf deinen Beinen und Armen finden, vielleicht ein paar auf dem Rücken – oder sogar auf deinem *Busen.* Deine *Schamhaare* werden dicker und rollen sich zu kleinen Locken zusammen, wachsen ein bisschen den Bauch hinauf, möglicherweise auch hinunter auf die inneren Oberschenkel und zwischen deinen Beinen in Richtung Pobacken.

Hautunreinheiten, Gerüche und Ausfluss

Es gibt auch einige weniger erfreuliche Zeichen der *Pubertät.* Deine Talgdrüsen werden aktiver, was oft zu Hautunreinheiten und *Akne* führt. Es hilft, wenn du dein Gesicht gut reinigst und spezielle Mittel gegen fettige Haut verwendest, aber du kannst dich auch in der Apotheke erkundigen oder deinen Arzt fragen. Er kann dir gute Mittel gegen *Akne* verschreiben.

Auch die Schweißdrüsen werden jetzt aktiver. Nicht nur die unter deinen Armen, sondern auch die in deinen Fußsohlen, deinen Händen und zwischen deinen Beinen. Das kann zu einem Problem werden, wenn der Schweiß muffig wird und zu riechen anfängt. Täglich zu baden oder zu duschen hilft, es ist auch empfehlenswert ab jetzt ein Deodorant oder ein Antitranspirant zu benutzen. Ein Deodorant verhindert üble Gerüche und ein Antitranspirant hemmt Schweiß. Viele Produkte haben auch beide Eigenschaften.

Ungefähr ein bis zwei Jahre vor Beginn deiner Periode kann es passieren, dass du eines Tages feuchte Flecken in deinem Slip bemerkst. Dein Gebärmutterhals produziert jetzt *Mukosa* (eine schleimige Flüssigkeit), die als *Ausfluss* aus der Scheide kommt. Das ist eine Art Selbstreinigungsmechanismus und völlig normal. Mit diesem *Ausfluss* werden tote Zellen oder Schmutzpartikel aus deinem Körper herausgeschwemmt. Der *Ausfluss* kann durchsichtig sein oder ein bisschen milchig, und wenn er in der Unterhose angetrocknet ist, sieht er oft wie eine Art cremige Paste aus. Er riecht etwa so wie Hefe oder auch ein bisschen salzig und kann vor jeder Periode ziemlich stark werden. Wenn deine Tage dann beginnen, vermischt er sich mit dem Blut, sodass manchmal der Eindruck entstehen kann, dass man viel mehr blutet, als man es eigentlich wirklich tut.

Hormone und Gefühle

Nicht nur dein Körper verändert sich während der *Pubertät* – auch deine Gefühle sind betroffen! Die Hormone, die dafür sorgen, dass du wächst und dich veränderst, können gleichzeitig auch deine Stimmung beeinflussen! Du bist und bleibst du selbst – daran wird nichts und niemand jemals etwas ändern, aber du fühlst dich oft hin- und hergerissen. Manchmal bist du fröhlich und lustig und kurz danach traurig und deprimiert. Oft gibt es einen Grund dafür. Vielleicht hast du dich mit einer Freundin oder einem Freund gestritten, vielleicht hast du in der Schule eine schlechte Note bekommen. Es kann aber auch sein, dass nur eine Kleinigkeit passiert, mit der du einfach nicht fertig wirst. Du siehst einen traurigen Film oder etwas Schlimmes in den Nachrichten, brichst sofort in Tränen aus und kannst dich gar nicht mehr beruhigen. Oder du wachst einfach morgens auf und bist unglücklich und traurig, obwohl es dafür eigentlich gar keinen Grund gibt. Solche Gefühle können einem Angst machen, besonders, wenn man sich von seiner Umgebung überhaupt nicht verstanden fühlt. Gott sei Dank gehen sie meistens schnell vorbei und du bist wieder „ganz du selbst".

Hier sind ein paar Tipps, die dir helfen können diese Stimmungen loszuwerden:

- Geh an die frische Luft und (falls möglich) in die Sonne. Schnelles Gehen, und wenn es nur zehn Minuten sind, kann die Stimmung entscheidend verbessern.
- Hör Musik, die du magst. Am besten solche, zu der du singen oder tanzen kannst.
- Wenn du wirklich wütend bist, schließ dich in dein Zimmer ein und hau auf dein Kopfkissen.
- Sprich mit jemandem, der dich versteht. Mit deiner Mutter oder deiner besten Freundin.
- Vertrau deine Gefühle einem Tagebuch an, schreib eine Geschichte oder ein Gedicht. Du brauchst es ja niemandem zu zeigen, wenn du nicht magst. Aber manchmal hilft es, Dinge einfach aufzuschreiben.

Ich war ungefähr 11, als ich plötzlich anfing mich ohne Grund total mies zu fühlen. Oder ich war gut gelaunt, dann sagte jemand etwas und ich ging sofort an die Decke und fing furchtbar zu heulen an. Ich wusste überhaupt nicht warum und dann hat sich auch noch meine Mutter über meine Launen beklagt, was nicht unbedingt meine gute Stimmung gefördert hat.

Sally, 14

Es war schrecklich, wenn die ganze Familie vor dem Fernseher saß. Wenn da geknutscht wurde oder es auch nur ein bisschen sentimental herging, wurde ich total verlegen und knallrot. Ich hatte immer das Gefühl, alle würden mich anstarren. Noch schlimmer war es bei traurigen Filmen oder wenn im Radio ein melancholisches Lied gespielt wurde. Ich fing sofort an zu heulen und meine Brüder haben mich ständig damit aufgezogen.

Kaz, 15

Meine Tochter Suzie bekam mit 13 Jahren ihre Periode. Wir wussten, dass es bald so weit sein musste, weil sie in ihrem Verhalten immer auffälliger wurde. Wir hatten ständig das Gefühl, einen Eiertanz aufführen zu müssen, und wussten nie, ob sie nun unsere muntere, fröhliche Tochter sein oder ob sie herumschreien würde, wie unfair wir alle zu ihr wären. Noch schlimmer waren die Tage, an denen sie sich weigerte ihr Zimmer zu verlassen, und wir genau wussten, dass sie weinte. Ich machte mir große Sorgen um sie, aber sie wollte nicht mit mir reden. Schließlich war irgendwann einmal meine Schwester (Suzies Tante) zu Besuch. Suzie zog sie ins Vertrauen und erzählte ihr, wie sehr ihre Stimmungsschwankungen ihr Angst machten. Es gelang meiner Schwester, sie davon zu überzeugen, dass die meisten Frauen sich hin und wieder so fühlen und dass wir sie alle trotzdem sehr lieb haben. Seitdem ist alles viel leichter geworden!

Suzies Mutter

Problemseite

Ich habe unter einer meiner Brustwarzen einen Knoten entdeckt. Ungefähr so groß wie eine Weinbeere und es tut weh, wenn ich draufdrücke. Ich hab solche Angst. Was ist das? Könnte es Krebs sein?

Bei jungen Mädchen kommt Brustkrebs nur ganz, ganz selten vor. Was du da spürst, ist völlig normal. Wenn dein *Busen* nämlich zu wachsen anfängt, bilden sich kleine harte Knötchen hinter deinen *Brustwarzen*. Sie gehören zu den ersten Hinweisen, dass sich dein Körper zu entwickeln beginnt. Und oft wächst dieser Knoten erst bei der einen und dann bei der anderen Brust. Aber wenn du dir wirklich Sorgen machst, ist es sicher eine gute Idee, zu einem Arzt zu gehen und sich darüber zu informieren.

Ich bin 12 Jahre alt und eine meiner Brüste ist viel größer als die andere. Was stimmt nicht mit mir?

Mach dir keine Sorgen – es ist alles in Ordnung. Das ist bei vielen Mädchen so, die noch im Wachstum begriffen sind. Nach einer gewissen Zeit bekommt man dann einen ziemlich gleichmäßigen *Busen.*

Alle meine Freundinnen tragen schon ewig einen BH, bloß ich nicht. Das ist so gemein, weil sich alle über mich lustig machen, wenn wir uns für den Turnunterricht umziehen. Wie kann ich meiner Mutter begreifbar machen, dass ich einen BH brauche?

Vielleicht wartet sie nur darauf, dass du das Thema anschneidest? Möglicherweise möchte sie nicht über BHs mit dir reden, bevor sie nicht sicher ist, dass das auch **dein** Wunsch ist. Aber wenn sie wüsste, wie peinlich das für dich in der Schule ist, würde sie dir sicher helfen, ein paar hübsche BHs oder Bustiers für dich auszusuchen. Wenn es dir unangenehm ist, keinen zu tragen, dann solltest du ruhig damit anfangen.

Ich habe einen flachen Busen, viel flacher als die anderen. Was kann ich tun, damit er größer wird?

Deine Körperformen erbst du in erster Linie von deinen Eltern. Wenn deine Mutter eine eher kleine Brust hat (oder als junges Mädchen hatte), dann wird das wahrscheinlich auch auf dich zutreffen. Bei manchen Mädchen entwickelt sich die Brust sehr schnell, bei anderen dauert es Jahre. Du kannst nichts tun, damit sie schneller wächst. Aber wenn du deinen Rücken gerade hältst, die Schultern nicht hängen lässt und einen bequemen stützenden BH trägst, dann kannst du aus dem, was du hast, einiges machen.

Mein Busen ist plötzlich viel größer geworden. Beim Laufen und beim Sport tut er weh und die Jungs ziehen mich immer auf. Was soll ich machen?

Vielleicht bist du die erste unter deinen Freundinnen, deren Brust sich entwickelt. Das fällt auf und das ist dir unangenehm oder peinlich. Ganz wichtig ist, dass du einen gut sitzenden BH trägst. Am besten bittest du deine Mutter, mit dir in ein Fachgeschäft zu gehen, wo man deine Größe misst und dir empfehlen kann, welcher BH richtig stützt und bequem ist. Außerdem lohnt es sich, einen Sport-BH zu kaufen, der das unangenehme Hüpfen der Brust beim Laufen dämmt. Die Sticheleien solltest du so weit wie möglich ignorieren – aber sprich auch mit jemandem darüber, der verständnisvoll ist, zum Beispiel mit deiner Mutter oder deiner Sportlehrerin.

Ich habe hellbraunes Haar, aber meine Schamhaare sind rot. Ist bei mir was nicht normal?

Schamhaare haben nicht immer genau dieselbe Farbe wie das Kopfhaar, das ist ganz natürlich, also brauchst du dir darüber keine Gedanken zu machen.

Ich habe grässliche rote Striche auf meiner Brust und auf meinen Oberschenkeln. Ich hab meine Mutter deswegen gefragt und sie meinte, das wären Schwangerschaftsstreifen. Die hatte sie auch, als sie schwanger war. Aber ich bin erst 12! Was ist mit mir los?

Ich vermute, dass sich dein Körper in den letzten paar Monaten stark verändert hat. Im Verlauf der *Pubertät* ist dein *Busen* gewachsen und deine Hüften und Schenkel sind runder geworden. Das ist natürlich und bedeutet nur, dass du von einem Mädchen zu einer Frau heranwächst. Manchmal geschieht das so schnell, dass die Haut sich dehnt und diese hellen roten Streifen auftreten. Manche Frauen bekommen sie sehr leicht, aber die Streifen, die während der *Pubertät* auftreten, gehen meistens wieder weg. Damit sie wieder verschwinden, solltest du auf deine Hautfeuchtigkeit achten. Benutze daher Baby-Öl oder eine gute Hautcreme.

Ich bin 13 und sitze im Rollstuhl, weil ich gelähmt bin. In der Schule habe ich jemanden, der mir hilft, und mit den meisten Dingen komme ich gut zurecht, aber ich habe ein Problem. Kein Mensch scheint zu merken, dass ich erwachsen werde.

Viele meiner Freundinnen haben ihre Tage schon, doch mit mir hat noch niemand darüber gesprochen. Meine Mutter ist wirklich toll, aber sie ist zu fürsorglich und hält mich immer noch für ein Kind.

Deine Periode wird nicht davon beeinflusst, dass du im Rollstuhl sitzt. Wenn du Veränderungen an dir festgestellt hast, wirst du vermutlich bald deine Tage bekommen. Ich gehe davon aus, dass du in der Schule eine Behindertentoilette benutzen kannst. Diese Toiletten sind meistens besser ausgestattet als die anderen und vermutlich findest du dort einen Hygienekasten, aus dem du dich bedienen kannst. Am besten erkundigst du dich schon jetzt danach.

Manchmal fällt es einer Mutter wirklich schwer, dieses Thema anzuschneiden. Versuche es doch selbst einmal und erzähl ihr, dass eine deiner Freundinnen zum ersten Mal ihre Tage bekommen hat. Und wenn das nicht klappt, sag deiner Mutter, dass du dir Sorgen machst. Vielleicht kann dir auch die Person, die in der Schule für dich da ist, weiterhelfen – dir zum Beispiel den Hygienekasten zeigen. Auch bestimmte Hilfsorganisationen (siehe unter Kontaktadressen am Ende des Buches) haben Informationen speziell für behinderte Menschen. Es ist nicht gesagt, dass du mehr Probleme haben wirst als andere Mädchen, aber es ist keine schlechte Idee, dich jetzt schon einmal auf den Tag X vorzubereiten.

Ich habe schon sehr lange einen Ausfluss, aber jetzt ist er viel stärker geworden und es juckt wie verrückt. Ich wasche mich sechs Mal am Tag, aber das hilft nichts und ich drehe bald durch. Es ist mir so peinlich und ich kann mit keinem darüber sprechen. Was ist das?

Einen *Ausfluss* zu haben (der auch manchmal sehr stark sein kann) ist normal. Aber er sollte niemals jucken, übel riechen oder gelblich grün sein. Wenn das der Fall ist, solltest du zum Arzt gehen und um Rat bitten. Auch wenn es einem peinlich sein kann, es gibt viele Scheideninfektionen – das ist genauso wie Halsweh oder eine Mandelentzündung.

Manche Mädchen und Frauen leiden an einem Hefepilz, einer so genannten Candida-Mykose, die einen milchigen, stark juckenden *Ausfluss* hervorruft. Oft entsteht dieser Pilz dadurch, dass man Antibiotika gegen eine ganz andere Infektion eingenommen hat. Immer wieder haben Mädchen solche Pilzinfektionen, aber niemand braucht sich deswegen zu schämen. Sprich mit deiner Mutter oder dem Schularzt darüber. Sie werden dich verstehen, weil die meisten Frauen irgendwann in ihrem Leben schon einmal eine solche Infektion hatten. Es gibt gute Salben und Tabletten dagegen, die man rezeptfrei in der Apotheke bekommt. Wenn du deine Mutter darum bittest, besorgt sie dir sicher ein solches Medikament. Wenn du dich wäschst, dann mit warmem Wasser und nur mit einer einfachen, unparfümierten Seife. Schaumbäder, parfümierte Seifen und enge Jeans können die Reizung und das Jucken verschlimmern.

Ich habe ständig Streit mit meiner Mutter – oft ohne Grund. Ich beginne zu schreien und sage Sachen, die mir sofort wieder Leid tun, und dann renne ich in mein Zimmer und fange an zu heulen. Das macht mich rasend, aber ich schaffe es nicht, mich zu entschuldigen, und ich weiß nicht, wie ich damit aufhören soll.

Das klingt ganz nach Hormonen! Du wirst erwachsen und dein Körper und deine Gefühle ändern sich. Viele Mädchen stellen fest, dass sie während ihrer *Pubertät* besonders emotional oder aufbrausend reagieren.

Um die Streitereien nicht außer Kontrolle geraten zu lassen, versuch doch einfach einmal sofort wegzugehen, wenn du merkst, dass du wieder in Wut gerätst. Oder zähl still bis zwanzig, bevor du etwas sagst. Es ist wahrscheinlich auch besser, einmal mit ihr darüber zu sprechen, wenn du nicht so gereizt bist. Sie wird dich sicher verstehen und versuchen dir entgegenzukommen.

Viertes Kapitel

Wie ist das eigentlich, wenn man seine Tage hat?

In diesem Kapitel erfährst du mehr über:

Symptome der Periode
Fakten und Zahlen
- **Wie oft werde ich meine Periode kriegen?**
- **Wie lange wird sie dauern?**
- **Wo kommt das Blut her?**
- **Wie stark werde ich bluten?**
- **Warum hört die Blutung auf?**
- **Ist es nicht gefährlich, jeden Monat Blut zu verlieren?**
- **Kriege ich jetzt immer meine Tage?**

Märchen über die Periode

Die meisten Mädchen haben ein bisschen Angst vor ihrer ersten Periode. Das ist ganz normal. Häufig wundern sie sich dann, wie unkompliziert das Ganze eigentlich ist. Es ist selten besonders unangenehm, tut vereinzelt richtig weh und wahrscheinlich wirst du auch nicht besonders stark bluten. Vielleicht merkst du zunächst gar nicht, dass du deine erste Periode bereits hattest! Wenn du schon einen starken *Ausfluss* hast, dann fällt es dir womöglich nicht auf – oder du bemerkst höchstens ein paar dunkle oder rostrote Flecken in deinem Slip.

Vielleicht dauert deine erste Periode nur ein paar Stunden. Und weil sie anfangs oft sehr unregelmäßig ist, kann es sein, dass du deine nächste Periode erst Monate später bekommst.

Kein Wunder also, dass manche Mädchen sich nicht sicher sind, ob ihre Tage nun schon angefangen haben oder noch nicht!

Kurz bevor die Periode beginnt, hast du vielleicht leichte Rückenschmerzen oder spürst ein Ziehen im Unterbauch. Die Brüste können anschwellen und manchmal tun sie auch ein bisschen weh. Wenn du deine Tage tatsächlich hast, fühlt es sich zwischen deinen Beinen nass an.

Weniger angenehm ist es, wenn du Krämpfe im Unterbauch oder Rücken kriegst. Die entstehen dadurch, dass sich die Muskeln um deine Gebärmutter herum zusammenziehen und die alte Schleimhaut herauspressen. Manche Mädchen haben Kopfweh oder leiden an Übelkeit. Vielleicht bist du auch müde, gereizt oder schlecht gelaunt. Oft hilft es schon, früh zu Bett zu gehen, ein heißes Bad zu nehmen, eine Wärmflasche auf den Bauch zu legen oder einfach eine Schmerztablette zu nehmen. Weitere Informationen über Schmerzen oder Probleme während der Tage und wie man damit umgehen kann, findest du im achten Kapitel.

Mir war gar nicht klar, dass ich meine erste Periode hatte. Ich sah ein paar braune Flecken in meiner Unterhose und dachte, ich hätte mir den Po nicht richtig abgewischt. Nachdem meine Mutter dann die Wäsche gewaschen hatte, fragte sie mich, ob ich schon meine Tage hätte. Das ging ein paar Tage so weiter und dann passierte ungefähr drei Monate lang gar nichts. Danach hatte ich eine sehr leichte Periode mit wenig Blut, und erst als ich sie zum vierten oder fünften Mal hatte, war richtiges Blut in meinem Slip.

Angie, 15

Eigentlich war es keine Überraschung, als ich das erste Mal meine Tage hatte, aber begeistert war ich auch nicht. Ich habe zu der Zeit gerade viel Gymnastik gemacht und mit einer Binde war das nicht gerade einfach. Aber sie war schnell wieder vorbei und ich fand danach, dass ich ganz gut damit zurechtgekommen war. Und dann blutete ich zwei Wochen später wieder. Da ich dachte, die Periode komme alle 28 Tage, war ich überzeugt, dass was nicht in Ordnung sei. Aber ich hatte Angst mit irgendjemandem darüber zu reden. Erst als meine Mutter mich erwischte, weil ich mir einige von ihren Binden nahm, konnte sie mir erklären, dass die Periode zu Anfang sehr unregelmäßig kommen kann. Und das war gut so, denn die nächste kam erst acht Wochen später!

Bella, 16

Meine fing an, als ich gerade 12 war. An dem Tag hatte ich viel gegessen und dachte, ich hätte mir den Magen verdorben, oder so was. Als ich mich an dem Abend auszog um ins Bett zu gehen, konnte ich nicht fassen, was ich da sah. Es war mir so peinlich. Ich ging nach unten und wartete, bis alle zu Bett gegangen waren. Ich hab kein Wort herausgebracht und meiner Mutter bloß meine Unterhose gezeigt. Sie war ganz begeistert, hat mir eine dicken Kuss gegeben und gesagt, jetzt wäre ich eine Frau.

Gina, 16

Als ich meine erste Periode bekam, wusste ich, was los war, weil wir es im Unterricht durchgenommen hatten. Meine Mutter hatte darüber nie ein Wort verloren. Und obwohl ich das alles wusste, war ich doch noch ein bisschen erschrocken und sogar angewidert, als es dann wirklich passierte.

Penny, 15

Symptome der Periode

Zu den üblichen Symptomen kurz vor oder während der Periode gehören:

Rückenschmerzen

Schmerzen im Unterbauch
- manchmal Krämpfe (ein ziehender, reißender Schmerz, der kommt und geht)

Empfindliche oder schmerzende Brust

Das Gefühl, aufgebläht zu sein oder voll gegessen

Sich ein bisschen krank fühlen

Jedes Mädchen ist anders und muss nicht gezwungenermaßen alle diese Symptome aufweisen. Natürlich können sie auch immer etwas anderes bedeuten. Es kann auch sein, dass du dich deswegen krank fühlst, weil eine Grippe in dir steckt.

Fakten und Zahlen

Wie oft werde ich meine Periode kriegen?

Normalerweise einmal im Monat, aber es kann zwei bis drei Jahre dauern, bis die Periode wirklich regelmäßig kommt. Es ist möglich, dass du sie zum ersten Mal hast, dann zwei Wochen später wieder und dann sechs Monate lang nicht.

Es hilft, wenn man sich aufschreibt, wann man die Tage hat. Daraus lässt sich irgendwann ein *Zyklus* ableiten und dann weißt du, wann deine nächste Periode kommt. Ein *Zyklus* bezeichnet die Zeit zwischen dem **jeweils ersten Tag** der Perioden. Am besten notierst du dir diesen Tag in deinem Kalender als ersten Tag.

Ein *Zyklus* dauert im Allgemeinen 28 Tage, er kann aber auch 21 oder bis zu 35 Tage dauern (3 bis 5 Wochen). Möglicherweise kriegst du deine Periode immer sehr pünktlich, vielleicht verschieben sich die Tage aber auch jeden Monat ein wenig.

Wie lange wird sie dauern?

Perioden können zwei bis sieben Tage dauern, im Durchschnitt sind es fünf Tage.

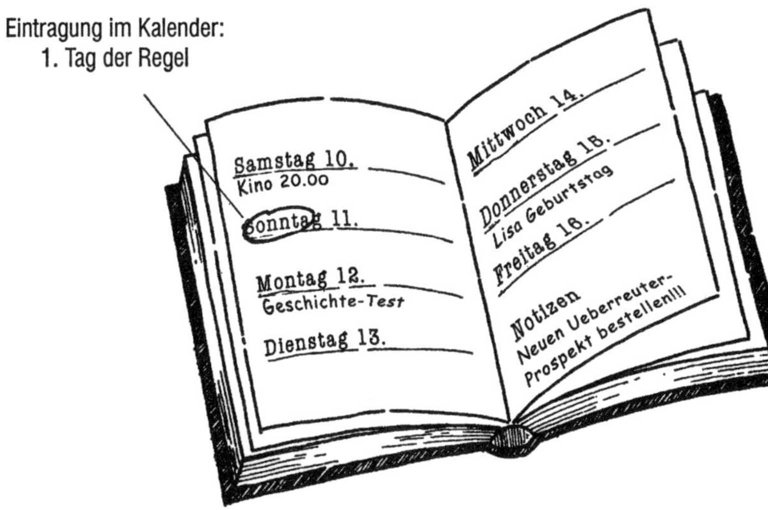

Vielleicht sind sie jeden Monat gleich lang oder du hast ein paar kurze Perioden und dann wieder eine längere.

Du könntest in deinem Kalender auch für jeden Tag, an dem du blutest, ein Häkchen machen. Dann weißt du, wie lange deine Perioden dauern. Und falls du jemals ein

Problem haben solltest und mit einem Arzt über deine Periode sprechen musst, dann sind das sehr nützliche Informationen.

Wo kommt das Blut her?

Ab dem Zeitpunkt deiner ersten Periode bereitet sich deine Gebärmutter jeden Monat auf den Fall vor, dass sie ein Baby versorgen muss. In der zweiten Hälfte deines *Zyklus* verdickt sich die Gebärmutterschleimhaut mit zusätzlichen Zellen und Blut – und zwar für den Fall, dass sich ein befruchtetes Ei in ihr einnisten möchte. Wenn das nicht so ist, sterben die Zellen ab und die Schleimhaut zersetzt sich in eine Mischung aus Blut und toten Zellen. Die Muskeln um die Gebärmutter herum helfen ihr, sich zusammenzuziehen und die alte Schleimhaut herauszupressen. Deshalb hast du manchmal Krämpfe im Unterbauch oder im Rücken. Das Blut und die alten Zellen der Schleimhaut vermischen sich mit Schleim von deinem Gebärmutterhals. Eine schleimige Flüssigkeit fließt nach und nach durch die Scheide ab. Das ist deine Periode.

Wie stark werde ich bluten?

Manchmal hat man den Eindruck, wirklich stark zu bluten. Aber du darfst nicht vergessen, dass es nicht nur Blut ist, was du siehst. Der tatsächliche Blutverlust, den eine Frau während ihrer Periode hat, liegt durchschnittlich zwischen einem Esslöffel und einer kleinen Kaffeetasse voll. Es sieht aus, als ob es viel mehr wäre, weil das Blut mit Schleim und *Ausfluss* vermischt ist. Im Allgemeinen blutet man am meisten während der ersten zwei Tage der Regel und manchmal sind auch kleine Blutklumpen dabei, die ein bisschen wie zermatschte Kirschen aussehen. Das ist ganz normal.

Während der ersten paar Tage ist das Blut oft richtig rot, weil es da noch frischer ist und schneller fließt. Blut, das mit Luft in Kontakt kommt, nimmt eine rostig-braune Farbe an und sieht auf der Binde dann dunkler aus.

Warum hört die Blutung auf?

Während der letzten zwei Tage der Regel lässt die Blutung deutlich nach. Das liegt daran, dass die Gebärmutter ihre Schleimhaut jetzt komplett abgestoßen hat und nur noch Reste von Blut, Schleim und toten Zellen ausgeschieden werden. Danach bereitet sich die Gebärmutterschleimhaut erneut auf die Möglichkeit vor, ein Baby in sich aufzunehmen und zu versorgen. Ungefähr ab der Mitte deines *Zyklus* schwillt sie wieder an und wird dicker. Danach wird sie sich wieder zersetzen und abgestoßen werden und das ist dann deine nächste Periode.

Ist es nicht gefährlich, jeden Monat Blut zu verlieren?

Der Blutverlust ist gering und wird üblicherweise nach der Regel vom Körper wieder ausgeglichen. Da die roten Blutkörperchen für unsere Gesundheit sehr wichtig sind, solltest du unbedingt auf eine ausgewogene und eisenhaltige Ernährung achten. Eisen findet sich in Blattgemüse, in Fleisch und vielen Müslis.

Kriege ich jetzt immer meine Tage?

Solange du *fruchtbar* bist (ein Baby bekommen kannst), wirst du auch eine Periode haben, also bis du Ende vierzig oder Anfang fünfzig bist. Danach kommen die Monatsblutungen unregelmäßiger. Schließlich hören sie ganz auf und das nennt man dann die *Menopause* oder Wechseljahre.

Märchen über die Periode

Im Laufe der Zeit haben sich unterschiedliche Gerüchte, „Märchen und Geschichten“ um die Periode gerankt – die meisten davon sind Unsinn. Einige hast du wahrscheinlich selbst schon gehört.

Erstes Märchen:

Man sieht dir an, dass du deine Tage hast.

Stimmt nicht. Du fühlst dich vielleicht ein bisschen anders, aber du siehst bestimmt nicht anders aus. Wenn du auf Hygiene achtest und die Binde oder den Tampon regelmäßig wechselst, weist nichts darauf hin, dass du sie hast.

Zweites Märchen:

Wenn man seine Tage hat, darf man nicht baden.

Stimmt nicht. Hygiene ist wichtig. Wenn du Lust hast, zu baden, dann nimm ein Bad. Vielleicht blutest du ein wenig, aber das macht nichts – wahrscheinlich fällt dir das nicht einmal auf. Wenn du Bauchweh oder Rückenschmerzen hast, kann ein schönes heißes Bad richtig gut tun. Duschen ist auch okay.

Drittes Märchen:

Wenn man seine Tage hat, darf man sich die Haare nicht waschen.

Stimmt nicht. Haare waschen schadet absolut nicht. Es gibt Mädchen, die sich gerade vor oder während der Periode ziemlich erledigt fühlen und auch fettige Haare kriegen. Und dann fühlt man sich natürlich viel besser, wenn man sich die Haare wäscht.

Viertes Märchen:
Wenn man seine Tage hat, darf man keinen Sport treiben.
Stimmt nicht. Vielleicht bist du ein bisschen müder als sonst, aber gerade dann sind Sport und Gymnastik gut und helfen dir auch gegen Bauchweh und Rückenschmerzen.

Fünftes Märchen:
Wenn man seine Tage hat, sind weiße Kleidung und enge Jeans tabu.
Stimmt nicht. Wenn du regelmäßig deinen Tampon oder deine Binde wechselst, bekommst du keine peinlichen Flecken auf deiner Kleidung. Ein Tampon oder eine der dünneren Binden wird sich auch nicht durch die Jeans abzeichnen. Im sechsten Kapitel erfährst du mehr darüber.

Problemseite

Ich schwimme sehr gern. Geht das auch während meiner Periode?
Aus medizinischer Sicht gibt es keinen Grund, warum du während der Periode nicht schwimmen gehen solltest. Es kann sein, dass das kalte Wasser die Periode kurzfristig verlangsamt. Aber selbst wenn du ein bisschen blutest – in einem Schwimmbad mit Tausenden Kubikmetern von Wasser werden die paar Tropfen völlig aufgelöst und fallen keinem Menschen auf. Aber wenn du aus dem Becken steigst, ist es ratsam, dich schnell in dein Handtuch zu wickeln. Es kann nämlich sein, dass es dir an den Beinen hellrot hinabläuft.

Viele Mädchen verwenden Tampons, wenn sie während

ihrer Regel schwimmen gehen wollen – so weiß kein Mensch, dass sie die Tage haben.

Ich hatte gerade meine erste Periode. Muss ich ab jetzt immer was bei mir haben?

Es kann zwei bis drei Jahre dauern, bis die Regel wirklich regelmäßig kommt. Deshalb ist es keine schlechte Idee, für alle Fälle gerüstet zu sein. Am besten packst du dir ein paar Binden in die Tasche (die einzeln verpackten eignen sich gut dafür). Mit der Zeit spürst du im Vorhinein, wann deine Periode kommt. Dann brauchst du nicht mehr ständig und überall darauf vorbereitet zu sein.

Wenn ich einen Tampon trage und aufs Klo muss, was passiert dann? Stört er?

Überhaupt nicht. Du hast ja drei Öffnungen zwischen deinen Beinen. Der Tampon ist in deiner Scheide, der Harn (*Urin*) kommt aus der Harnröhre und der Stuhl aus dem *After* (Darmausgang). Im sechsten Kapitel findest du eine Abbildung, auf der du genau sehen kannst, wie ein Tampon in deiner Scheide sitzt. Aufs Klo zu gehen ist übrigens eine ausgezeichnete Gelegenheit, den Tampon zu wechseln – und sich vorher wie nachher die Hände zu waschen.

Kommt das Blut einfach so herausgeschossen?

Nein. Das passiert ganz langsam. Deine Periode besteht nämlich nicht nur aus Blut, sondern auch aus der zersetzten Gebärmutterschleimhaut und anderem Schleim. Manchmal erscheint dir der Blutverlust größer, besonders morgens oder wenn du lange gesessen bist, vielleicht in einer Schulstunde, und danach aufstehst. Dann haben sich nämlich Blut und Flüssigkeit angesammelt. Und wenn du aufstehst, kommt plötzlich ein kleiner Schwall heraus. Bei Sport und Gymnastik fließt es auch ein bisschen schneller. Wenn man einen Tampon oder eine Binde benutzt, die groß oder dick genug sind, sollte das kein Problem sein. Hast du jedoch das Gefühl, dass du „ausläufst“, dann solltest du die nächste Toilette aufsuchen und nachschauen.

Fünftes Kapitel

Wem soll ich es sagen?

In diesem Kapitel sprechen wir darüber, wie wichtig es ist:

mit jemandem zu reden,
mit deiner Mutter, deinem Vater, deinen Freundinnen zu sprechen,
mit anderen Erwachsenen zu reden und sie um Hilfe zu bitten.

Warum du mit jemandem reden solltest

Eigentlich ist die Regel ja deine Privatangelegenheit und du hast vielleicht überhaupt keine Lust, mit irgendjemandem darüber zu sprechen. Trotzdem gibt es einige gute Gründe, dies doch zu tun. Zumindest ein Mensch in deinem Leben sollte Bescheid wissen, dass deine Periode angefangen hat.

Es kann sein, dass du irgendwann das Gefühl hast, etwas mit deiner Regel sei nicht in Ordnung. Und dann sollte jemand da sein, dem du vertraust, der dich versteht und der dir helfen kann.

Binden oder Tampons kosten Geld – und das könnte mehr sein, als du übrig hast. Wenn deine Mutter weiß, dass du ab jetzt deine Tage hast, setzt sie deine Binden wahrscheinlich auf ihre Einkaufsliste.

Falls es dir wirklich so peinlich ist, ist es natürlich der einfachste Weg, niemandem davon zu erzählen. Auf Dauer funktioniert das aber eher nicht. Wenn du über deine Periode (oder irgendein anderes, dir persönlich unangenehmes Thema) nicht sprechen willst, dann kann es sein, dass du mit der Zeit überhaupt nicht mehr darüber reden magst. Und falls du eines Tages Rat und Hilfe von deiner Mutter oder vielleicht sogar von einem Arzt brauchst, dann kann das Leben ganz schön kompliziert und schwierig werden.

Als meine Periode anfing, habe ich es meiner Mama gesagt (sie hätte es bei der nächsten Wäsche sowieso gemerkt), aber keiner von meinen Freundinnen. Und ich erfuhr erst viel später, dass meine beste Freundin ihre Periode auch schon hatte – und das zufällig: Sie brauchte unbedingt Binden, weil sie plötzlich ihre Tage gekriegt hatte. Und dann waren wir beide heilfroh, dass wir es wussten und miteinander darüber reden konnten.

Kaye, 13

Ich wusste, dass meine Periode anfangen würde, weil ich einen Fleck in meiner Unterhose hatte. In der Nacht ging es dann richtig los und mein Schlafanzug und die Bettwäsche waren voller Blut. Das war mir schrecklich peinlich, aber meine Mama war ganz toll. Sie beruhigte mich und erklärte mir bloß, dass man die Blutflecken am besten mit kaltem Wasser auswäscht, bevor die Sachen in die Waschmaschine kommen.

Chloe, 14

In der Schule war es das Thema schlechthin, wer seine Tage schon hatte und wer noch nicht. Das war grässlich, denn die Mädchen, die sie noch nicht hatten, fühlten sich sehr ausgeschlossen. Jeder wusste, wer schon so weit war, sogar die Jungs. Es war total ätzend. Einerseits wünschte ich mir, es würde endlich losgehen, andererseits fürchtete ich mich davor, weil dann jeder Bescheid wissen würde.

Sam, 15

Ich habe zwei ältere Schwestern. Meine Mutter hat mir zwar einiges erklärt, aber die wirklich wichtigen Sachen weiß ich von meinen Schwestern. Sie haben immer offen darüber gesprochen und ich hatte Glück, für mich war die Periode deshalb etwas ganz Normales. Sie haben mir gesagt, welche Binden ich nehmen soll und mir schließlich geraten, es mit Tampons zu probieren.

Lois, 14

Mit deiner Mutter, deinem Vater und mit deinen Freundinnen sprechen

Mit deiner Mutter sprechen

Vielleicht hat dir deine Mutter schon viel darüber erzählt, wie das ist, wenn man seine Periode kriegt und erwachsen wird. Oder vielleicht hat sie dir bloß eine Broschüre in die Hand gedrückt oder auch nur verlegen gemeint: „Diese Sachen werden sie dir in der Schule schon beibringen." Mütter unterscheiden sich nämlich gar nicht so sehr von Mädchen: Jede geht auf ihre eigene Art mit diesen Dingen um. Manche sprechen die Themen geradeheraus an, manchen ist das Ganze peinlich und wieder andere haben Angst, die Dinge nicht richtig erklären zu können. Aber eins steht fest: Deine Mutter wird auf den Tag warten, an dem du zum ersten Mal deine Periode hast, und sie wird dir helfen wollen.

Viel überraschender ist es, wie unendlich schwer es vielen Mädchen fällt, mit ihrer Mama darüber zu sprechen.

Meine Mama hat nicht viel mit mir darüber gesprochen, aber sie hat nachgefragt, ob wir dieses Thema in der Schule durchgenommen haben. Und dann hat sie gemeint, ich solle keine Angst haben und ihr sagen, wenn es anfängt. Ich hab aber Angst. Inzwischen hatte ich zweimal meine Tage und ich weiß nicht, wie ich es ihr beibringen soll.

Claire, 11

Meine Mutter hat immer mit mir darüber gesprochen. Aber als meine Tage dann anfingen, wusste ich nicht, wie ich es ihr beibringen sollte. Ich sag's ihr das nächste Mal, hab ich mir immer gedacht. Das geht nun schon seit Monaten so, und wenn ich es ihr jetzt erzählen würde, fragt sie sicher, warum ich nicht schon längst was gesagt habe.

Sophie, 12

Wenn deine Periode angefangen hat oder wenn du glaubst, kurz davor zu stehen und dich nicht traust mit deiner Mutter zu reden, dann versuch es einmal so:

Sprich das Thema nebenbei an und frag deine Mama, wie alt sie war, als sie zum ersten Mal ihre Tage bekam. Oder erzähl einfach von einer Klassenkameradin, die gerade ihre erste Periode hat.

Geh mit ihr einkaufen und frag sie, ob du eine Packung Binden in den Einkaufskorb geben darfst.

Leg einen Zettel auf ihr Bett auf dem steht: „Liebe Mama, würdest du mir bitte eine Packung Binden mitbringen, wenn du einkaufen gehst?“

Lass dieses Buch sichtbar herumliegen!

Falls du im Fernsehen oder in einer Zeitschrift eine Werbung für Binden oder Tampons siehst, dann frag deine Mutter, was sie von dem Produkt hält.

Hilf ihr freiwillig beim Abwasch, und wenn ihr dann nebeneinander steht, dann holst du tief Luft und sagst: „Mama, ich hab meine Tage gekriegt."

Falls du schon mehrere Male deine Periode hattest und deine Mutter nichts davon wusste, fällt es dir vielleicht besonders schwer, das Thema anzuschneiden. Hier kann eine kleine Notlüge wie „Ich glaube, ich hatte schon mal eine Periode, aber ich bin mir nicht sicher" Wunder wirken. Natürlich ist es immer am besten, wenn du die Dinge direkt ansprichst, weil dann die Gefahr gering ist, dass deine Mama dich nicht richtig versteht oder nicht sofort begreift, worauf du eigentlich hinauswillst. Du möchtest ja, dass sie weiß, was los ist – und nicht, dass du noch einmal deinen ganzen Mut zusammennehmen und von vorne anfangen musst!

Meine beste Freundin und ich hatten am selben Tag unsere erste Periode und wir finden das noch immer ganz toll. Wir waren 13 und im Fernsehen liefen die Basketballmeisterschaften. Ich war bei ihr und kriegte Bauchschmerzen. Aber ich hab mich nicht drum gekümmert, weil das Spiel so spannend war. Als ich auf die Toilette ging, sah ich plötzlich das Blut. Ich wusste, was los war, und ich wollte nur, dass es wieder aufhört. Zwei Monate lang habe ich kein Wort gesagt und dann habe ich meiner Mutter einen Zettel aufs Bett gelegt. An dem Abend ist sie in mein Zimmer gekommen und hat mit mir geredet. Danach ging es mir viel besser. Ein paar Monate später hab ich es meiner Freundin erzählt und die ist ausgeflippt, als ich ihr sagte, an welchem Tag das war! Danach kam ich mir viel „normaler" vor.

Helena, 16

Bei mir fing es an, als ich 11 war – einen Tag bevor ich ins Gymnasium kam. Ich brachte es kaum fertig, meiner Mutter Bescheid zu sagen. Sie gab mir Binden und ein paar Tage später überreichte sie mir ein Buch zu diesem Thema, das sie aus der Bücherei besorgt hatte. Jeden Monat fand ich eine neue Packung Binden in meiner Schublade und im Grunde genommen hat meine Mutter nie wieder darüber gesprochen. Ich fand es immer schwierig, mit meiner Mutter über persönliche Dinge zu reden. Und da ich mit einer Packung nicht auskam, musste ich mir welche von meinem Taschengeld kaufen oder von dem Geld, das ich mit Zeitungen austragen verdiente. Ich hab ewig gebraucht, bis ich mich traute, allein in den Drogeriemarkt um die Ecke zu gehen und mir Binden zu kaufen. Denn jedes Mal, wenn ich vor dem Regal stand, kam einer rein, den ich kannte!

Caz, 17

Den Code knacken

Auch Müttern ist es oft peinlich, über bestimmte Dinge zu reden. Und manchmal ist dir vielleicht gar nicht klar, was deine Mama eigentlich meint oder wovon sie überhaupt spricht, wenn sie zum Beispiel Folgendes sagt:

„Du weißt, dass du mit mir über alles sprechen kannst?"
„Möchtest du mir vielleicht etwas sagen?"
„Ist bei dir wirklich alles in Ordnung?"
„Weißt du, langsam wirst du richtig erwachsen."

All diese Fragen könnten in Wirklichkeit ein Versuch sein, das Thema Periode anzuschneiden.

Mit deinem Vater und dem Rest der Familie reden

Viele Mädchen haben ein sehr enges Verhältnis zu ihrem Vater und erzählen ihm gerne, was los ist. In diesem Fall möchtest du das aber vielleicht überhaupt nicht. Mütter können vor lauter Begeisterung manchmal über das Ziel hinausschießen und meinen, jeder müsste erfahren, dass du „jetzt eine Frau geworden bist". Sie wird es deinem Papa sagen wollen, weil Eltern (ob du es glaubst oder nicht) stolz darauf sind. Und neugierige Geschwister, auch wenn man ihnen nichts sagt, finden es leicht heraus, weil Binden im Bad oder im Einkaufswagen liegen.

Aber bloß weil jetzt alle Bescheid wissen, bist du noch lange nicht verpflichtet darüber zu reden, wenn du keine Lust dazu hast. Es geht nämlich nur dich etwas an und du hast ein Recht auf deine Privatsphäre. Wenn das Ganze deiner Meinung nach ein bisschen außer Kontrolle gerät, dann sprich mit deiner Mutter. Erklär ihr, du hättest grundsätzlich nichts dagegen, wenn andere es erfahren, du möchtest aber nicht, dass sie es gleich in der ganzen Nachbarschaft herumposaunt!

Und wenn es keine Mama gibt?

Manche Mädchen leben bei ihrem Vater. Man könnte meinen, das würde die Dinge schwieriger machen. Ganz im Gegenteil! Erstaunlicherweise sind die meisten Väter sehr besorgt darum, dass ihre Töchter die nötigen Informationen rechtzeitig erhalten und auf alles vorbereitet sind. Manche bitten eine Freundin oder eine Verwandte um Rat, andere wählen den Ansatz: „Hier ist ein Buch, das dich interessieren könnte." Vielleicht ist es sogar dieses Buch!

Selbst wenn es deinem Vater nicht gelingt, das Thema direkt anzusprechen, wird er sich darum kümmern, dass du so viel Rat und Hilfe kriegst wie möglich. Also hab keine Angst, ihm zu sagen, dass du deine Tage bekommen hast oder wahrscheinlich bald bekommen wirst. Manchmal musst du einfach ein Thema anschneiden. Wenn deinem Vater dieser ganze Mädchenkram wirklich zu viel ist, dann bitte ihn, dir eine Freundin zu nennen, mit der du reden kannst. Oder du beruhigst ihn und sagst ihm, du hättest die Dinge im Griff, weil du schon mit dem Schularzt oder mit der Mutter deiner Freundin gesprochen hast.

Mit Freundinnen reden

Deine beste Freundin soll natürlich wissen, was los ist. Aber bevor du es ihr erzählst, müsstest du dir darüber im Klaren sein, wie vielen und vor allem welchen Leuten du überhaupt mitteilen möchtest, dass du deine erste Periode bekommen hast. Wird deine beste Freundin die Nachricht in der ganzen Schule verbreiten? Würde dir das etwas ausmachen? Wenn ja, dann denk vielleicht noch einmal darüber nach, ob du es ihr sagen willst oder lieber nicht.

Oft hilft es, mit den besten Freundinnen über die Periode zu sprechen. Man tauscht Erfahrungen aus und kann sich zur Not gegenseitig mit Binden versorgen. Aber sei vorsichtig. Manchen Mädchen macht es großen Spaß, Horrorgeschichten über die Periode zu erzählen, und du kriegst vielleicht falsche Vorstellungen, bloß weil dich eine beeindrucken oder dir Angst machen will. Jedes Mädchen ist anders – und wenn eine vielleicht Probleme mit ihrer Regel hat, dann muss das noch lange nicht heißen, dass es dir genauso geht.

Als sie zum ersten Mal ihre Tage hatte, hat mir meine Freundin sofort davon erzählt. Sie war ganz aus dem Häus-

chen und ich habe mich für sie gefreut. Gleichzeitig hab ich mich aber ausgeschlossen gefühlt. Bis dahin waren wir beide die einzigen in unserer Clique, die sie noch nicht hatten. Aber das war egal, wir waren ja zu zweit. Plötzlich gehörte sie dann zu dèn anderen und ich blieb zurück. Das war eine ganze Zeit lang ziemlich unangenehm.

Kath, 14

Ich hatte meine erste Periode kurz bevor ich zehn wurde. Meine Mama hatte schon was bemerkt und mir erklärt, was auf mich zukommen würde, aber ich fühlte mich total komisch, weil keine meiner Freundinnen daran dachte. Ich wollte es ihnen erzählen, aber ich hatte Angst, sie würden das unheimlich finden oder sonst was. Erst als wir in der Schule im Unterricht darüber gesprochen haben und meine beste Freundin mich danach fragte, habe ich mich getraut darüber zu reden. Und dann war alles viel leichter.

Sally, 11

Mit anderen Erwachsenen reden und sie um Hilfe bitten

Schulärzte und Lehrer

Natürlich gibt es in der ganzen Schule keinen Erwachsenen, dem du erzählen musst, dass deine Periode angefangen hat. Aber manchmal ist es gut, wenn man weiß, dass es jemanden gibt, der einem helfen kann. Besonders *Schulärzte* (wenn es an deiner Schule einen gibt, im Glossar findest du weitere Hinweise) sind im Allgemeinen sehr gut darin. Sie sind normalerweise für diese Fälle gut ausgerüstet und kennen die

Probleme, die es bei einer Periode geben kann. Von ihnen kannst du Trost, Rat und Hilfe bekommen.

Ich war 11, als meine Periode anfing. Es war an einem Dienstagabend, meine Tante war zu Besuch, es gab Spiegeleier und Pommes zum Essen (frag mich nicht, was das damit zu tun haben soll – es ist mir einfach so im Kopf geblieben). Ich wusste, was los war, aber ich schämte mich trotzdem, als ich es meiner Mama sagte. Jedenfalls erzählte sie es meiner Tante und meiner Schwester und auf einmal taten alle so, als hätte ich im Lotto gewonnen. Aber der nächste Tag in der Schule war dann der Hammer. Ich war ganz stolz, jetzt „eine Frau" zu sein, und erzählte es allen meinen Freundinnen. Ich hab gedacht, das geht alles ganz locker, und dann sitz ich in der Klasse und merke plötzlich, wie es aus mir „herausläuft". Ich bin aufs Klo gerannt und hatte natürlich nichts bei mir (vor lauter Aufregung). Ich bin dann ins Ambulanzzimmer gegangen und die Sekretärin vom Direktor hat mir eine riesige Binde gegeben, die viel größer war als alles, von dem mir meine Mutter erzählt hatte. Die fühlte sich total komisch an, aber es hat wenigstens funktioniert. Und danach habe ich NIE MEHR VERGESSEN Binden bei mir zu haben.

Sophie, 15

Wenn du deine Periode sehr früh bekommst, vielleicht noch in der Volksschule mit neun oder zehn Jahren, dann gibt es dort auf den Toiletten möglicherweise keine Abfalleimer für gebrauchte Binden. Vielleicht kannst du die Toilette nicht einmal zusperren um eine Binde zu wechseln. In diesem Fall ist es sicher sehr hilfreich, wenn eine Lehrerin Bescheid weiß. Das Beste wäre, wenn deine Mama mit den Lehrern spräche. Wenn das nicht geht, dann kannst du das ohne weiteres auch selbst tun und möglicherweise erlauben sie dir die Personaltoilette zu benutzen. Der große Vorteil dabei liegt darin, dass du dann jederzeit aufzeigen und bitten kannst, die Klasse kurz verlassen zu dürfen ohne – und das vor deinen Mitschülern – erklären zu müssen, warum du hinausgehen willst.

Um Hilfe bitten

Kein Mensch erwartet von dir, dass du mit einem poppigen Stirnband herumläufst, auf dem steht: „Hey, meine Tage haben angefangen!" Es kann aber sein, dass du einmal ganz schnell Hilfe brauchst. Die meisten Frauen werden sich freuen, wenn sie dir helfen können. Befindest du dich zum Beispiel gerade bei einer Freundin und kriegst plötzlich deine Tage, könntest du dich an ihre Mutter wenden. Oder wenn du unterwegs bist, geh einfach in die Damentoilette vom nächstbesten Lokal. Manchmal gibt es dort Automaten mit einzeln verpackten Binden. Und falls nicht, wende dich ruhig an die anderen Frauen, die die Toilette aufsuchen. Viele Frauen haben für den Notfall immer Binden oder Tampons in ihrer Handtasche und helfen dir sicher gern aus.

Problemseite

Meine Mutter hat viel mit mir über die Tage gesprochen und immer gesagt, ich soll ihr sofort Bescheid geben, wenn sie anfangen. Das hab ich auch getan und das war ein Riesenfehler. Sie erzählte alles brühwarm meinem Vater und meinen Geschwistern. Und die haben mich nur noch angegrinst. Aber das ist noch nicht alles. Sie plaudert sofort aus, wenn ich meine Tage habe, als ob ich eine Art dressiertes Hündchen wäre! Wie bringe ich sie dazu, damit aufzuhören?

Zeig ihr diesen Brief – und zwar ganz schnell! Weißt du, eigentlich möchte sie nur, dass du das alles ganz offen angehst, ohne jede Verlegenheit – aber so funktioniert das nicht. Es ist eine Sache, deine Familie darüber zu informieren, dass du auf dem Weg bist, eine Frau zu werden – aber es gibt keinen Grund, sie deshalb monatlich auf den neuesten Stand zu bringen! Sprich allein mit deiner Mutter und sag ihr, wie toll du es findest, dass sie so verständnisvoll ist und dich so intensiv unterstützt – aber bitte sie, das unter Ausschluss der Öffentlichkeit zu tun.

Die Jungs in der Schule sind unmöglich. Sie machen sich ständig über die Periode lustig und durchsuchen unsere Taschen nach Binden. Wenn wir einmal etwas sagen, was ihnen nicht passt, fangen sie an zu lachen und behaupten, wir wären schlecht gelaunt, weil wir die Tage hätten. Wir finden das alle so ätzend! Was können wir machen?

Jungs können einem wirklich auf die Nerven gehen! Weil sie von der Periode keine Ahnung haben, werden sie albern und machen Witze – und das tut euch weh. Hört sich an, als hätten sie einige Erziehungslücken. Außerdem mangelt es ihnen wohl an Respekt. Einige von euch Mädchen sollten sich zusammentun und mit einem verständnisvollen Lehrer sprechen. Erklärt, was los ist, und schlagt vor, dass man die Jungs über die *Pubertät* vielleicht noch ein bisschen besser aufklären sollte und über die Veränderungen, die Mädchen und Jungen in dieser Zeit durchmachen.

Ich hab Angst, dass meine erste Regel kommen könnte, wenn ich in der Schule bin. Da wir nicht nur Lehrerinnen haben, fände' ich es schrecklich, einem Lehrer erklären zu müssen, warum ich aufs Klo will.

Tatsächlich werden Männer bei diesem Thema oft ziemlich verlegen, aber das kann auch zu deinem Vorteil sein. Eigentlich solltest du nichts erklären müssen, melde dich einfach und bitte, das Klassenzimmer verlassen zu dürfen. Es ist unwahrscheinlich, dass ein Lehrer dich nach dem genauen Grund fragen wird.

Mein kleiner Bruder schnüffelt ständig in meinen Sachen herum und hat eine Schachtel Tampons in der Schublade gefunden. Ich glaube nicht, dass er wusste, was das war, aber er wusste, dass es mit gehörte. Er hat sie ausgepackt, herumgeschwungen und seinen Freunden gezeigt. Jetzt lachen sie mich alle aus und mir ist das so peinlich. Kannst du mir helfen?

Sie machen sich über dich lustig und das ist gemein. Aber für sie ist es viel wichtiger, dich rot werden zu sehen, als über den Inhalt der Schachtel zu lachen. Sprich mit deiner Mutter darüber, damit sie dir hilft. Und dann versuche, deinen Bruder und seine Freunde so weit wie möglich zu ignorieren.

Meine Tage haben angefangen, aber bei uns im Haus ist man nie allein, nicht einmal zum Bindenwechseln. Ich habe kein eigenes Zimmer und meine jüngeren Geschwister kommen immer ins Bad geplatzt, wenn ich drin bin. Ich hab versucht mit meiner Mama darüber zu reden, aber sie meinte bloß, daran müsse ich mich gewöhnen. Muss ich das wirklich?

Bitte sprich noch einmal mit deiner Mama. Die ersten Perioden können ganz schön beunruhigend sein. Und dann solltest du nicht noch fürchten müssen, dass jederzeit Zuschauer ins Bad gestürmt kommen. Frag deine Mutter, ob nicht ein einfaches Schloss angebracht werden kann. Man könnte aber auch einen Riegel montieren, der so hoch liegt, dass die

Kleineren nicht dran kommen. Vielleicht solltest du freiwillig etwas von deinem Taschengeld zuschießen um zu zeigen, wie ernst es dir damit ist.

Mir ist das so peinlich! Vor drei Monaten haben meine Eltern sich getrennt und mein Vater ist ausgezogen. In zwei Wochen besuche ich ihn in seiner neuen Wohnung und ich weiß, *dass ich genau dann meine Tage kriegen werde. Ich fall tot um, wenn er was merkt. Was soll ich machen?*

Keine Panik! Dein Vater weiß sehr gut, was eine Periode ist. Für dich ist es am einfachsten, wenn du entsprechend vorbereitet bist. Pack ein paar Binden ein und, wenn du in der Wohnung deines Vaters bist, frag ihn, ob er dir eine Schublade zur Verfügung stellen kann, in die du deine Sachen räumst. Damit du nicht jedes Mal, wenn du ihn besuchst, wieder alles mitnehmen musst. Da kannst du dann deine Binden, Unterwäsche und andere Dinge aufbewahren.

Wenn du gebrauchte Binden wegwerfen willst, solltest du darauf achten, dass du sie gut in Plastiktüten einwickelst, bevor du sie in den Abfalleimer wirfst. (Im sechsten Kapitel erfährst du mehr über das Entsorgen von *Hygieneartikeln*). Falls du dich mies fühlst oder Schmerzen hast, wäre es gut, wenn du es deinem Vater sagen könntest. Wahrscheinlich würde er sich sogar sehr freuen, wenn du es fertig bringst, mit ihm über solche Dinge zu sprechen.

Sechstes Kapitel

Was soll ich benutzen?

In diesem Kapitel sprechen wir über:

Hygieneartikel und wie sie funktionieren,
Binden,
Tampons,
wie oft Binden und Tampons gewechselt werden müssen,
Entsorgen von Binden und Tampons,
was man im Notfall benutzen kann.

Wenn du dir im Supermarkt oder im Drogeriemarkt die Regale anschaust, wirst du viele verschiedene *Hygieneartikel* finden. Dazu gehören auch Binden und Tampons.
Bei den meisten Mädchen ist es so, dass ihnen die Mutter die erste Packung Binden kauft – oder sie erhalten in der Schule ein Gratismuster.

Ich möchte auf meine erste Periode wirklich gut vorbereitet sein, aber ich weiß nicht, was ich kaufen soll. Es gibt so viele Sachen und die Auswahl ist so schwer.

Jane, 11

Ich habe die Binden genommen, die meine Mama mir kauft, und die sind okay. Aber ich spiele Hockey und da würde ich gern Tampons benutzen. Ich hab ein bisschen Angst davor und ich glaube, dass meine Mama nicht damit einverstanden wäre.

Jess, 12

Ich hab immer an Zeitschriftenredaktionen geschrieben und um Gratismuster von Binden und Tampons gebeten. Die hab ich dann in einer Schuhschachtel in meinem Schrank versteckt, um auf den großen Tag vorbereitet zu sein.

Sally, 16

Weil überall auf der Welt Frauen ihre Tage haben, sind Hygieneartikel ein großes Geschäft und es wird viel Geld damit verdient. Die Hersteller investieren riesige Summen in die Werbung und verteilen großzügig Gratismuster. Sie gehen davon aus, dass die Frauen der Marke treu bleiben, die sie zuerst benutzen. Das muss aber nicht unbedingt heißen, dass dieses Produkt auch ideal für dich ist, probier deshalb ruhig auch andere aus.

Hygieneartikel und wie sie funktionieren

Hygieneartikel für die Regel müssen saugfähig sein, weil sie das Blut aufnehmen, das du während deiner Periode verlierst. Vor vielen Jahren, als deine Urgroßmutter ein junges Mädchen war, benutzten die Frauen Lumpen oder Schwämme, die sie vor jedem weiteren Gebrauch auskochten oder auswuschen. Da sind unsere Binden von heute schon sehr viel praktischer und hygienischer!

Die Alternativen

Grundsätzlich hast du zwei Möglichkeiten – du kannst **Binden** oder **Tampons** benutzen.

Binden

Binden gibt es in diversen Größen und auch in der Dicke unterscheiden sie sich. Du steckst sie in dein Höschen, zwischen deine Beine, wo sie das Blut aufnehmen. Heute gibt es schon sehr dünne Binden. Auf den Regalen im Drogeriemarkt oder im Supermarkt findest du Packungen in vielen verschiedenen Größen mit unterschiedlicher Dicke. Das reicht von langen, dick wattierten bis zu ganz dünnen, biegsamen Binden.

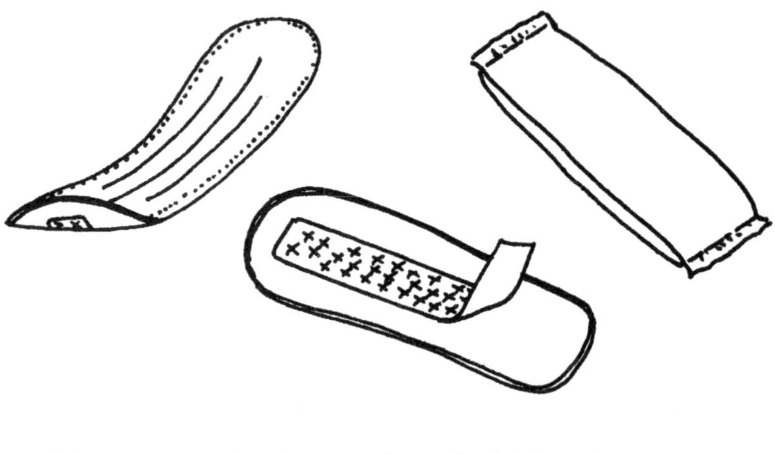

Die meisten Binden sind „selbstklebend", weil sie Haftstreifen haben, mit denen du sie in deiner Unterhose festmachen kannst. Du musst aber vorher die Schutzfolie über dem Haftstreifen abziehen, sonst klebt er nicht.

Unterschiedliche Größen

Es gibt Binden, die aus Fasern wie zum Beispiel Baumwolle bestehen. Sie nehmen die Flüssigkeit sehr gut auf, sind aber auch ein bisschen unförmig und dick. Die moderneren, dünneren Binden enthalten oft eine Spezialfaser oder auch ein Gel, damit sie sich dehnen, wenn sie feucht werden. Deshalb können sie große Mengen Flüssigkeit aufsaugen. Technisch gesehen sind sie wie Wegwerfwindeln für Babys.

Die meisten Marken gibt es in verschiedenen Größen, von „ultra dünn“ über „normal“ und „normal plus“ bis zu „lang“, „ultra lang“ und „Night“, wobei die Binden für die Nacht am meisten Flüssigkeit aufnehmen. Manche Mädchen verwenden besonders die „ultra lang“ sehr gern.

Aufnahme der Flüssigkeit

Binden können nur bis zu einem gewissen Grad Flüssigkeit aufnehmen und müssen dann gewechselt werden, sonst bluten sie durch. Die meisten Mädchen schwören zwar auf ein bestimmtes Produkt, das sie für verlässlicher halten als andere. Aber gerade zu Beginn ist es gut, verschiedene Marken auszuprobieren und herauszufinden, welches Produkt für dich am besten, bequemsten und zuverlässigsten ist. Manche Binden haben eine wasserdichte Unterseite um zu verhindern, dass das Blut an deine Unterwäsche kommt. Der Nachteil dabei ist, dass damit auch keine Luft an deine Haut kommt und du dich möglicherweise verschwitzt oder klebrig fühlst.

„Flügel“ und Parfümierung

Manche Binden haben „Flügel“. Das sind selbstklebende Streifen, die du um die Mitte deiner Unterhose legen und an der Unterseite festkleben kannst, damit die Binde nicht so leicht verrutscht. Viele Mädchen sind sehr zufrieden damit, andere halten sie für unbequem oder klagen, dass die Plastikstreifen an ihren *Schambaaren* kleben bleiben!

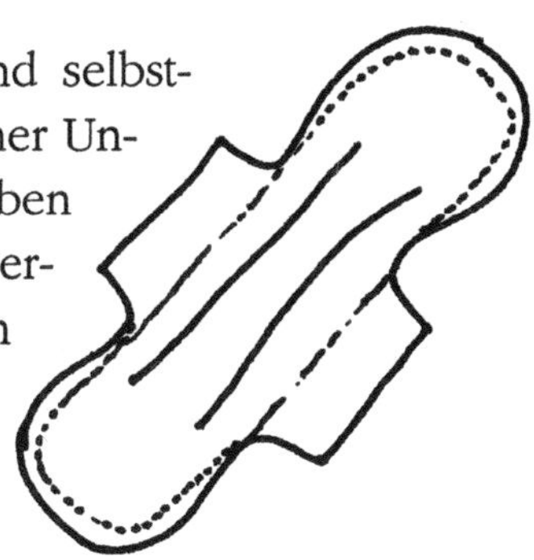

Es gibt auch parfümierte Binden und vielleicht fühlst du dich damit sicherer. Aber wenn du dich zweimal täglich wäschst, solltest du keine Probleme mit unangenehmen Gerüchen haben. Trägt man den ganzen Tag künstliche Duftstoffe an seiner Haut, kann das außerdem Juckreiz auslösen.

Tampons

Wie Tampons funktionieren
Tampons sind ungefähr so groß wie ein Finger und auch ähnlich geformt. An einem Ende haben sie einen dünnen Faden, und nachdem sie in die Scheide eingeführt wurden, hängt dieser Faden zwischen deinen Beinen herab. So kannst du den Tampon herausziehen, falls du ihn wechseln musst.

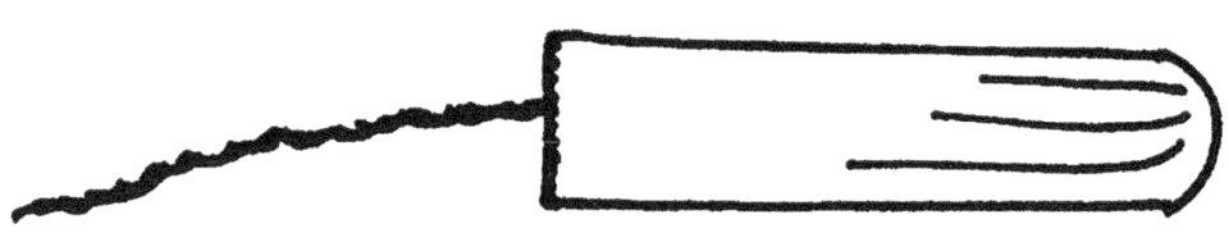

Wenn ein Tampon feucht wird, dehnt er sich automatisch aus. Der große Vorteil von Tampons ist, dass sie im Körper getragen werden und du im Slip nichts spürst. Wechselt man sie oft genug, ist auch die Gefahr des Durchblutens geringer. Viele Mädchen bevorzugen einen Tampon beim Sport oder wenn sie enge Kleidung tragen. Du kannst auch mit einem Tampon schwimmen gehen, solange du ihn wechselst, sobald du aus dem Wasser kommst.

Wie führe ich einen Tampon ein?

Es kann schon ein bisschen beängstigend sein, zum ersten Mal einen Tampon einzuführen. Aber es ist auch eine gute Gelegenheit, deinen Körper zu erforschen. Der Tampon muss so eingeführt werden, dass das untere Ende (das mit dem Faden) ungefähr fünf bis sechs Zentimeter hinter der Scheidenöffnung liegt. Möglicherweise hilft es, wenn du zuerst einen Finger in die Scheide steckst um zu ertasten, in welche Richtung sie geht – meistens nach oben und hinten in Richtung Hosenbund.

Falls du Tampons nicht tief genug einführst, kann das sehr unangenehm werden. Um deine Scheidenöffnung herum befindet sich nämlich ein fester ringförmiger Muskel, den du mit dem Finger ertasten kannst. Und wenn du den Tampon nicht über diesen Muskel hinaus einführst, dann krampft sich der Muskel um den Tampon herum zusammen – und das tut weh.

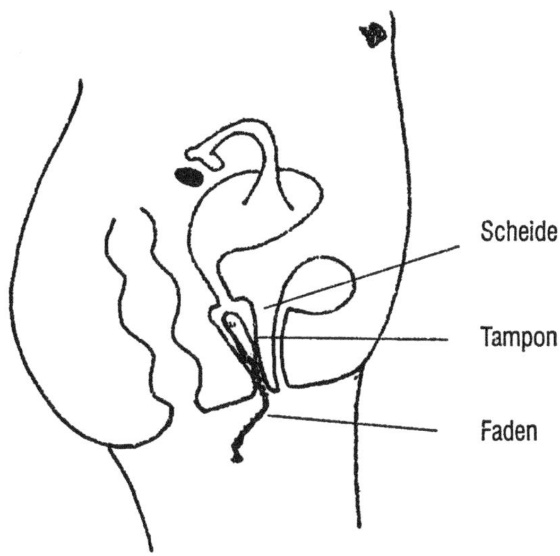

In den Packungen findest du im Allgemeinen sehr gute Beschreibungen und Abbildungen, wie du einen Tampon richtig verwendest. Lies sie genau durch, bevor du zum ersten Mal einen Tampon benutzt.

Oft ist es leichter, einen Tampon richtig einzuführen, wenn du dich über die Toilettenschüssel hockst oder ein Bein auf die Toilette stellst. Und solltest du nicht genau wissen, wo deine Scheidenöffnung ist, nimm einen Spiegel und schau nach.

Du brauchst dich nicht zu schämen – lerne einfach deinen Körper kennen!

Unterschiedliche Größen bei Tampons

Auch bei Tampons gibt es verschiedene Größen, von „mini" (extra klein) über „normal" bis „super plus" (extra groß). Keine Sorge, du brauchst deshalb nicht zu wissen, wie groß deine Scheide ist. Die unterschiedlichen Größen beziehen sich nur darauf, wie viel Flüssigkeit ein Tampon aufnehmen kann, wobei ein größerer sich mehr ausdehnt und entsprechend mehr Flüssigkeit aufsaugt.

Wenn du also zum ersten Mal einen Tampon verwendest, fängst du am besten mit der kleinsten Größe an, weil es sicher leichter ist, einen kleinen Tampon einzuführen. Und sobald du dich daran gewöhnt hast, kannst du ja nach Bedarf auch die größeren nehmen – in der Nacht oder beim Sport zum Beispiel, dann fühlst du dich besser geschützt.

Abgerundete Kuppen und Applikatoren

Nicht alle Tampons sind gleich. Manche haben flache Enden, (wie abgeschnitten), andere abgerundete Kuppen. Und in manchen Ländern gibt es auch solche mit Applikatoren. Die ohne Applikator muss man mit dem Finger einführen – wobei das bei den Tampons mit abgerundeter Kuppe oft einfacher geht.

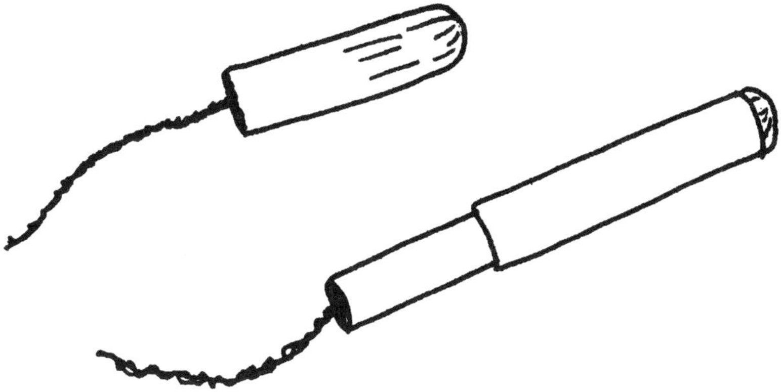

Ein Tampon mit Applikator ist in zwei Kartonröhren verpackt, die ineinander stecken. Du nimmst die dickere Röhre (in der der Tampon steckt) und führst sie in deinen Scheideneingang ein. Dann schiebst du die beiden Kartons ineinander, wodurch der Tampon heraus- und in deine Scheide hineingedrückt wird. Wenn du dich nicht gerne selbst anfasst, dann ist diese Variante sicher von Vorteil. Aber es gibt auch Mädchen, die die Applikatoren unbequem finden. Außerdem ist da noch das Problem der Entsorgung von beiden – Tampon und Karton. Man kann sie zwar die Toilette hinunterspülen, was aber aus Umweltschutzgründen nicht getan werden sollte.

Zwei Jahre lang habe ich Binden benutzt, weil ich mit Tampons einfach nichts anfangen konnte. Dann wollten wir eines Tages alle schwimmen gehen und ich fand, dass ich das jetzt endlich mal ausprobieren müsste. Eine halbe Stunde lang habe ich gedrückt und gezerrt und Dutzende von den Dingern weggeschmissen, aber dann ist es mir schließlich doch gelungen und ich bin kreischend durchs Haus gerannt. Mein Papa hat mich angefaucht, ich soll nicht so viel Lärm machen, aber meine Mama war ganz stolz auf mich. Seitdem denk ich nicht mehr an Binden und kann mir gar nicht mehr vorstellen, wie ich ohne Tampons ausgekommen bin.

Lena, 16

Ich war sehr dünn und mickrig und habe meine Tage erst mit 16 gekriegt. Mit 14 kam ich mir so ausgeschlossen vor, dass ich mir Muster von Tampons besorgt und versucht habe einen einzuführen. Den ganzen Nachmittag bin ich mit meinen Freundinnen herumgelaufen, und der Tampon hat so wehgetan. Er war nicht richtig drin und hat unten noch ein Stück herausgeschaut. Ich hab so getan, als ob ich Regelschmerzen hätte, weil ich nicht zugeben wollte, dass ich meine Tage noch gar nicht hatte. Irre, oder?

Cagsy, 18

Binden und Tampons im Vergleich

Positive Aspekte	Negative Aspekte
Binden	***Binden***
Am Anfang einfacher zu benutzen. Spezielle Nachtbinden sind sehr gut. Binden mit „Flügeln“ schützen sehr gut.	Sind nicht so leicht zu entsorgen. Du kannst damit nicht schwimmen gehen. Dicke Binden tragen auf und in enger Kleidung sieht man sie. Wenn man sie nicht regelmäßig wechselt, können sie zu riechen anfangen. Große Binden brauchen mehr Platz in der Tasche oder im Rucksack.
Tampons	***Tampons***
Wenn du einen Tampon verwendest, kannst du schwimmen und ein Bad nehmen. Die Extragrößen bieten guten Schutz. Du kannst enge Kleidung tragen. Sie sind kleiner und passen besser in die Tasche. Sie sind oft praktischer und die Geruchsgefahr ist geringer.	Am Anfang eher ein bisschen umständlich. Risiko (wenn auch äußerst gering) des *toxischen Schocksyndroms* (vgl. S. 87). Am Ende der Periode kann man leicht vergessen den letzten Tampon herauszunehmen. Wenn der Tampon nicht rechtzeitig gewechselt wurde und nichts mehr aufnimmt, kann Blut auf die Kleidung geraten.

Wie oft müssen Binden und Tampons gewechselt werden?

Ob du nun Binden oder Tampons benutzt, du wirst sie wahrscheinlich mindestens viermal täglich wechseln müssen. So fühlst du dich frisch und geschützt und unangenehme Gerüche können gar nicht erst entstehen. Bei stärkeren Blutungen – oft während der ersten zwei Tage der Periode – musst du sie entweder noch öfter wechseln oder dickere Binden beziehungsweise größere Tampons verwenden. Im Laufe der Regel kannst du dann auf dünnere und kleinere und schließlich auf ganz dünne Binden oder Slip-Einlagen umsteigen. Mittlerweile bieten manche Hersteller bereits Packungen mit verschiedenen Größen an. Wer Tampons benutzt, muss wirklich darauf achten, sie oft genug zu wechseln.

Nachts

In der Nacht steht man nicht gerne auf um den Schutz zu erneuern. Falls man am nächsten Morgen keine unangenehme Überraschung mit der Bettwäsche erleben möchte, sollte man daher vorsorgen. Am Anfang ist es sicherlich etwas ungewohnt, besonders wenn du normalerweise nicht in Schlafanzughosen oder in der Unterhose schläfst. Aber man gewöhnt sich recht schnell daran.

Spezielle Nachtbinden sind sehr bequem, trotzdem du sie tagsüber nicht tragen würdest, weil sie so groß sind. Aber nachts erfüllen sie ihren Zweck! Wenn du lieber einen Tampon nimmst, darfst du nicht vergessen ihn gleich in der Früh zu wechseln. Du kannst aber auch beides, Tampon und Binde, gleichzeitig verwenden.

Entsorgung von Binden und Tampons

Tampons und Binden dürfen **auf gar keinen Fall** die Toilette hinuntergespült werden! Man kann sie in Toilettenpapier wickeln und in den Abfalleimer für *Hygieneartikel* werfen. Wenn es den nicht gibt, muss man sie zusätzlich in Plastiktüten einwickeln und die nächstbeste Möglichkeit der Abfallentsorgung wahrnehmen.

Binden und Tampons lösen sich nicht auf und können daher den Abfluss und die Toilette verstopfen. Und nicht nur das: In unseren Kläranlagen müssen sich sogar Menschen damit beschäftigen, achtlos ins WC gespülte Binden und Tampons aus den Abwässern herauszufischen.

Also ist es gut, gerüstet zu sein und immer ein paar Plastikbeutel dabeizuhaben. Alte Plastiktüten von zu Hause genügen durchaus. Oder auch Gefrierbeutel – die lassen sich gut verschließen, wenn du nicht sofort einen Abfalleimer in der Nähe hast. Falls du den Monatsschutz oft genug wechselst, ist die Geruchsbildung nicht sehr stark und bei sorgfältigem Einpacken sollte das Entsorgen kein Problem sein.

Was man im Notfall benutzen kann

Was tun, solltest du plötzlich einmal deine Tage bekommen, ohne damit gerechnet zu haben? Erstes Gebot: Keine Panik! Das passiert fast jedem einmal, und normalerweise findet man eine Lösung. Wenn andere Mädchen oder Frauen in deiner Nähe sind, frag sie, ob sie eine Binde oder einen Tampon für den Notfall in der Tasche haben. In Zukunft wird dir das wahrscheinlich nicht mehr passieren! Falls aber niemand da ist, der dir helfen könnte, dann probier es mit zusammengefaltetem Toilettenpapier oder Papiertaschentüchern. Und wenn alle Stricke reißen und kein Mensch und kein Klo in Sicht ist, sei einfach erfinderisch! Alles, was Blut aufnehmen kann, bis du nach Hause oder zu einem Geschäft kommst, ist in Ordnung. Wie wär's mit einem Socken? Wenn du es niemandem sagst, erfährt es kein Mensch.

Problemseite

Wenn ich Tampons benutze, heißt das dann, dass ich keine Jungfrau mehr bin?

Medizinisch gesehen, nein. Eine Jungfrau ist eine junge Frau, die noch nie Geschlechtsverkehr hatte. Einen Finger oder einen Tampon in die Scheide zu stecken heißt nicht, dass du keine Jungfrau mehr bist. Allerdings gibt es Kulturen mit religiösen Überzeugungen und Vorschriften, die es Mädchen verbieten, vor ihrer Ehe etwas in ihre Scheide einzuführen.

Ich bin 14 und würde gerne Tampons nehmen, aber meine Mutter will das nicht. Sie sagt, dafür müsste ich viel älter sein. Stimmt das?

Tampons kann man immer benutzen, egal wie alt man ist. Sie können sehr praktisch sein, besonders wenn man Sport treiben oder schwimmen gehen möchte. Vielleicht glaubt deine Mutter, dass du Schwierigkeiten hättest, mit Tampons umzugehen. Manche Frauen haben auch die Gefahr des *toxischen Schocksyndroms* im Hinterkopf (siehe S. 87). Das kommt sehr, sehr selten vor und du kannst ihm am besten vorbeugen, indem du die Tampons häufig genug wechselst und vor allem nicht vergisst, am Ende deiner Periode den letzten Tampon zu entfernen.

Versuche noch einmal mit deiner Mama zu reden und frag sie, warum sie eigentlich nicht will, dass du Tampons verwendest. Vielleicht ist sie zu einem Kompromiss bereit und du darfst beim Sport und beim Schwimmen Tampons nehmen.

Darf ich während meiner Periode baden oder duschen? Wenn ja, sollte ich eine Binde tragen?

Ins Badewasser zu steigen und eine Binde zu tragen wäre sicher ebenso unbequem wie unangenehm – und es würde auch gar nichts nützen! Aber Hygiene während der Periode ist wichtig, du fühlst dich dann auch gleich viel besser. Das Blut fließt nämlich gar nicht so schnell, wie man manchmal meinen möchte, und für den Fall, dass man im Wasser ist, scheint es sich zu verlangsamen. Selbst wenn dir eine kleine Rotfärbung zwischen deinen Beinen auffallen sollte – es ist trotzdem eine gute Idee, mindestens einmal täglich zu baden oder zu duschen. Abgesehen davon kann man sich auch mit warmem Wasser und vielleicht einer ganz milden, unparfümierten Seife zwischen den Beinen waschen.

Wenn du aus der Badewanne oder der Dusche steigst, solltest du Toilettenpapier oder Papiertaschentücher zur Hand haben, damit du dich zwischen den Beinen abtrocknen kannst und kein Blut aufs Handtuch kommt. Und eine Binde sollte auch bereitliegen.

Tampons kannst du in der Badewanne, beim Schwimmen oder sonst wo verwenden – aber du musst sie wechseln, sobald du aus dem Wasser kommst.

Was ist, wenn ich durchblute und alles auf die Kleidung geht?

Das passiert nicht so oft, wie du vielleicht meinst. Und wenn es so ist, kannst du dich für gewöhnlich darauf verlassen, dass andere Mädchen oder Frauen dir helfen. Meistens sehen sie es, bevor es dir selbst auffällt, und machen dich diskret darauf aufmerksam. Und dann gehst du auf die nächste Toilette. Zur Not kannst du dir einen Pullover um die Hüfte binden. Schlimmstenfalls sollte deine Freundin dicht hinter dir gehen, damit es außer ihr niemand sieht. Und wenn es jemand sieht, brauchst du dich deswegen auch nicht zu schämen. Möglicherweise lachen die Jungs darüber, aber das tun sie eigentlich nur, weil sie nicht kapieren, was es heißt, eine Frau zu sein!

Und wenn ich irgendwo bei einer Freundin oder einem Freund zu Besuch bin und die Binde wechseln muss und nicht weiß wohin mit der alten? Was mach ich dann?

Roll sie zusammen und wickle sie in Klopapier. Falls du eine Plastiktüte bei dir hast (was immer eine gute Idee ist), wickle sie auch noch einmal darin ein. Und wenn du dir die Hände gewaschen hast, suchst du dir einen Papierkorb oder wirfst sie in der Küche in den Abfalleimer. Falls die Mutter von deiner Freundin oder deinem Freund da ist, frag sie: „Darf ich meine Binde da hineinwerfen?" Sie wird dich schon verstehen und dir helfen.

Meine Tage haben noch nicht begonnen. Aber wenn es so weit ist, würde ich am liebsten Tampons nehmen. Ist es gefährlich, sie jetzt schon auszuprobieren?

Gefährlich ist es nicht, aber es könnte ein bisschen unangenehm sein. Die meisten Mädchen fangen mit Binden an, manche allerdings gehen dann auch schnell zu Tampons über. Wenn du schon jetzt einen ausprobieren willst, nimm die kleinste Größe und reib das Ende mit Spucke ein. So kannst du ihn leichter in die Scheide einführen. Der Tampon sollte weit genug in die Scheide geschoben werden (wie in der Anleitung zum Einführen eines Tampons beschrieben). Und dann solltest du eine halbe Stunde herumlaufen und den Tampon dabei nicht spüren. Wenn du ihn spürst oder er unangenehm ist, hast du ihn nicht weit genug eingeführt.

Lass den Tampon nicht länger als eine halbe Stunde drin. Wenn du nämlich deine Tage nicht hast, kann er auch keine Flüssigkeit aufsaugen, und dann tut es weh, ihn wieder he-rauszuziehen. Falls du das Gefühl hast, ihn nicht richtig einführen zu können, erforsche die Richtung deiner Scheide einmal mit dem Finger. Natürlich kannst du auch eine parfümfreie Fettcreme wie Vaseline oder Melkfett benutzen, um das Einführen des Tampons zu erleichtern. Aber Fettcremes verhindern das Aufnehmen von Flüssigkeit, man kann sie also nicht nehmen, wenn man wirklich seine Tage hat.

Ich würde so gerne Tampons benutzen, aber ich habe Angst, der Faden könnte reißen und dann bring ich ihn nicht mehr heraus. Passiert das manchmal?

Nicht sehr oft – aber unmöglich ist es nicht. Mach dir trotzdem keine Sorgen. Es ist eigentlich ziemlich einfach, einen Tampon wieder herauszubringen. Hock dich entweder über die Toilettenschüssel oder stell einen Fuß auf den Toilettensitz. Dann fühl mit den Fingern in dich hinein. Vielleicht kommt dir das zuerst ein bisschen komisch vor – also tief durchatmen und entspannen! Versuche es noch einmal, geh mit deinen Fingern so tief hinein, wie du kannst, und dann spürst du den Tampon. Du nimmst ihn zwischen die Finger und ziehst ihn heraus. Wenn das nicht funktioniert, ruf bei deinem Hausarzt an. Dort wird man dir sicher helfen können.

Was könnte passieren, wenn ich am Ende meiner Periode vergessen sollte den letzten Tampon rauszunehmen?

Am Ende deiner Periode den letzten Tampon zu vergessen, kann das Infektionsrisiko erhöhen oder zum *toxischen Schocksyndrom* (TSS) führen. Es kann schon einmal vorkommen, dass man vergisst den Tampon herauszunehmen, und es ist auch schon vielen Frauen irgendwann einmal so ergangen. Womöglich merkst du es nach ein paar Tagen, wenn du einen ziemlich übel riechenden *Ausfluss* bekommst, der erst nach Entfernen des Tampons wieder aufhört. Du solltest versuchen den Tampon selbst herauszunehmen, aber wenn er festsitzt oder du Fieber bekommst, Bauchweh, Rückenschmerzen oder einen Ausschlag, dann musst du so schnell wie möglich einen Arzt aufsuchen.

Trotzdem gilt:

Millionen von Frauen haben ihr Leben lang völlig ohne Probleme Tampons verwendet.

Das toxische Schocksyndrom (TSS)

Das TSS kommt **sehr, sehr selten** vor. Aber es ist eine schwere Krankheit, die man bekommen kann, wenn man Tampons benutzt. Rund die Hälfte aller Fälle hat allerdings **nichts** mit der Verwendung von Tampons zu tun – auch Jungs bekommen diese Krankheit!

Es ist sehr wichtig, auf dem schnellsten Weg für medizinische Hilfe zu sorgen, wenn du meinst Anzeichen eines *toxischen Schocksyndroms* an dir zu bemerken (oder falls du glaubst, sie bei jemand anders zu erkennen). Du musst zuerst deinen Tampon herausnehmen und dann einen Arzt oder ein Krankenhaus aufsuchen. Dort solltest du Bescheid sagen, dass du deine Tage hast und Tampons benutzt.

TSS zeigt sich an folgenden Symptomen, die auch an eine Grippe erinnern. Es kann sein, dass sie alle gleichzeitig oder auch nur zum Teil auftreten:

- hohes Fieber
- Erbrechen
- Durchfall
- Halsweh
- Schwindel
- Benommenheit
- fleckiger roter Hautausschlag
  (wie bei einem schweren Sonnenbrand)

Das Risiko, an TSS zu erkranken, lässt sich ausschalten oder minimieren, wenn du:

- Tampons häufig wechselst. Falls du nachts einen nimmst, dann wechsle ihn gleich nach dem Aufwachen.
- niemals vergisst den letzten Tampon am Ende deiner Periode herauszunehmen.
- Tampons nur an Tagen mit starken Blutungen verwendest.

Siebentes Kapitel

Bin ich jetzt anders?

In diesem Kapitel sprechen wir über:

Eltern, die glauben, man wäre jetzt „anders",
Gesundheitsbewusstsein: Ernährung, Schlaf und Körperhygiene,
Pickel und Akne,
haarige Probleme,
Fruchtbarkeit.

Eltern, die glauben, man wäre jetzt „anders"

Viele Mädchen haben Angst, durch die erste Periode sozusagen über Nacht jemand anderer zu werden. Eltern meinen es oft gut und sagen Sachen wie „jetzt bist du erwachsen" oder fangen an dich anders zu behandeln – und erwarten sogar, dass du dich auch anders verhältst. Aber du bist keine andere! Erwachsenwerden ist ein langer Prozess und deine erste Periode ist nur ein ganz kleiner Schritt in dieser Entwicklung. Sie ist einfach nur ein bisschen auffälliger als alle anderen Veränderungen, die in den beiden Jahren vor der Periode in deinem Körper stattgefunden haben. Auch wenn dein Körper sich nun etwas anders verhält, du bist und bleibst immer noch du – und zwar zu hundert Prozent!

Als ich meiner Mama sagte, dass ich meine Tage bekommen hatte, dachte ich, sie würde sich mit mir darüber freuen. Ein bisschen hat sie das wahrscheinlich auch, aber dann hat sie immer nur davon geredet, dass ich mich jetzt wie eine Erwachsene benehmen und vor allem „aufpassen" müsse – was immer das heißen mag! Ich hab überhaupt nicht begriffen, warum ich mich jetzt auf einmal anders verhalten sollte!

Leah, 14

Bei mir fing es an, als ich zehn war. Ich hab's kaum glauben können, weil ich erst drei Wochen vorher meine Schwester aufgezogen hatte, als sie ihre erste Periode bekommen hatte. Vielleicht hätte ich das lassen sollen! Ich hab mich nicht getraut, es meiner Mama zu sagen, und hab zusammengerolltes Klopapier in meine Unterhose gesteckt, bis es nicht mehr geblutet hat. Als ich meine zweite Periode kriegte, habe ich es ihr schließlich doch gesagt. Sie war ein bisschen erschrocken, aber dann hat sie mir erzählt, bei ihr hätte es auch mit zehn angefangen. Und hinterher hat sie sich hingesetzt und mir erklärt, warum wir unsere Tage kriegen und so. Darüber hatten wir zwar schon in der Schule gesprochen, aber ich hab trotzdem zugehört. Das war komisch, weil ich mir immer noch wie ein kleines Mädchen vorkam und Angst hatte, man würde mich jetzt anders behandeln.

Kay, 15

Warum Eltern so sind

Es kann Müttern und Vätern ganz schön schwer fallen, ihre Kinder erwachsen werden zu sehen. Da die körperliche Entwicklung sehr langsam vor sich geht, merken sie vielleicht nicht, dass du erwachsen wirst und halten dich immer noch für „ihr kleines Mädchen". Die erste Periode aber macht ihnen das deutlich. Vielleicht fühlen sie sich jetzt alt und sorgen sich gleichzeitig um dich und deine Zukunft. Und genau in der Zeit, in der du dich erwachsener fühlst und mehr Freiheit beanspruchst, können deine Eltern plötzlich besonders streng und fürsorglich werden.

Gesundheitsbewusstsein: Ernährung, Schlaf und Körperhygiene

Gerade nach der ersten Periode möchten viele Mädchen mehr über ihren Körper und ihre Gesundheit wissen.

Essen und abnehmen

Dein Körper wächst noch und deshalb ist es besonders wichtig, dass du dich gesund (und ausreichend) ernährst, damit du starke Knochen und kräftige Muskeln bekommst. Wenn man wächst, verbraucht man viele Kalorien und muss deshalb mehr essen als ein Erwachsener.

Deine Brust und deine Hüften entwickeln sich, dein Bauch und dein Po werden runder. Das gehört einfach dazu, wenn man eine Frau wird. Aber viele Mädchen geraten in Panik und glauben unbedingt abnehmen zu müssen, um wieder so dünn zu sein wie vorher. Das ist aber keine gute Idee. Radikalkuren funktionieren nicht, weil das Gewicht nachher ganz schnell wieder nach oben schießt. Außerdem können solche Kuren gefährlich sein. Wenn du Übergewicht hast oder dicker bist, als du sein möchtest, dann ist es am besten, deine Ernährung ein bisschen umzustellen und dir genau zu überlegen, was du isst: weniger Schokolade, Chips und Snacks, dafür mehr Nudeln, Kartoffeln, Obst und Gemüse. Und Sport treiben. Selbst wenn dir der Sportunterricht in der Schule keinen Spaß macht – vielleicht hast du trotzdem Lust, zu schwimmen, zu tanzen, Rad zu fahren oder den Nachbarhund spazieren zu führen.

Und falls das alles nichts hilft und du immer noch unzufrieden bist mit deinem Gewicht oder deinem Aussehen, sprich mit einem Arzt darüber. Er kann dir sicher hilfreiche Tipps zu gesunder Ernährung geben und dir erklären, wie dein Idealgewicht aussieht. Und immer daran denken: Es gibt nur wenige Menschen, die wie Supermodels aussehen! Größe und Figur hast du zum Teil von deinen Eltern geerbt – und die Möglichkeiten, das zu ändern, sind einfach begrenzt!

Schlaf und Erholung

Du brauchst genügend Schlaf. Vielleicht fällt dir auf, dass du vor und während deiner Periode ziemlich müde bist. Deshalb ist es eine gute Idee, früh schlafen zu gehen. Die meisten Teenager haben kein Problem mit dem Schlafen – sie haben nur ein Problem damit, es rechtzeitig zu tun! Wenn deine Mutter dich ständig nervt, weil du zu spät schlafen gehst und morgens nicht aus dem Bett kommst, hat sie vielleicht gar nicht so Unrecht. Ab und zu kann es natürlich auch einmal spät werden, grundsätzlich ist es aber sicher besser, regelmäßig zu einer bestimmten Zeit ins Bett zu gehen. Man schläft dann viel besser ein und wälzt sich nicht bis in die frühen Morgenstunden hin und her.

Falls man nicht genügend schläft, kann man sich nur schlecht konzentrieren. Man tut sich schwerer in der Schule und das wirkt sich natürlich auch auf die Leistung aus. Manche Leute haben auch festgestellt, dass sie sich leichter erkälten, wenn sie ständig unausgeschlafen sind.

Schweißgeruch und Hygiene

Jeder Mensch, dem es zu warm wird, fängt an zu schwitzen. Schweiß allein riecht nicht und ist auch nicht schmutzig. Erst wenn er trocknet und „abgestanden“ ist, kann er wirklich unangenehm riechen. In der *Pubertät*, in der dein Körper sich zu verändern beginnt, sorgen die Hormone dafür, dass sich auch dein Schweißgeruch verändert. Sich jeden Tag gründlich von Kopf bis Fuß zu waschen oder besser täglich zu duschen oder zu baden, hält die Haut sauber und frisch und vermeidet üblen Geruch.

Dabei genügt es, warmes Wasser und eine milde Seife zu benutzen. Stark parfümierte Seifen, Lotionen oder Gels zum Duschen sind im Allgemeinen gar nicht nötig.

Viele Mädchen stellen fest, dass sie in der Pubertät und besonders zum Zeitpunkt ihrer Tage fettigere Haare haben. Hier hilft häufiges Haare waschen. Manchmal verschlimmert sich das Problem, wenn man viele Styling-Produkte wie Gels und Schaumfestiger verwendet. Falls man zwischen einem sanften und einem stärkeren Shampoo wechselt, sehen die Haare oft besser und nicht so verklebt aus.

Ungefähr zu dieser Zeit fangen die meisten Menschen damit an, unter ihren Armen ein Deodorant oder ein Antitranspirant zu benutzen. Beides gibt es als Stick, Roll-on, Pumpspray, Zerstäuber, Balsam und Creme. Ein Antitranspirant hemmt die Schweißbildung durch Verstopfen der Poren. Deodorants helfen gegen Schweißgeruch, indem sie entweder den Geruch übertünchen oder den Zersetzungsprozess verlangsamen, der dazu führt, dass Schweiß riecht. Es gibt viele verschiedene Typen und Kombinationen von Deodorants. Wenn du auf die Chemikalien oder die Parfümierung irgendeines dieser Mittel mit Jucken oder einer geröteten Haut reagierst, benutze es ab sofort nicht mehr. Wasch es gründlich ab und warte 24 Stunden, bevor du etwas anderes ausprobierst.

Produkte für die „Intimhygiene"

Du kennst sie vielleicht dem Namen nach aus der Werbung. Häufig sind das Deodorants, parfümierte Puder oder Körpersprays, die man zwischen den Beinen benutzen kann. Wenn du dich regelmäßig wäschst, sind sie eigentlich überflüssig. Gerade hier ist die Haut besonders empfindlich und chemische Substanzen können sie irritieren und zu allergischen Reaktionen führen.

Pickel, Mitesser und Akne

In der *Pubertät* wird deine Haut fettiger. Das führt oft zu Pickeln und Mitessern. Wenn Pickel nicht nur vereinzelt auftreten, sondern ständig und intensiv, nennt man das *Akne*. Es hilft, die Haut sauber zu halten, sie mit einer antibakteriellen Waschcreme oder einem Gel zu reinigen, die das überschüssige Fett der Haut entfernen und die Poren schließen. Dadurch heilen die Pickel leichter ab und neue kommen nicht so schnell nach. Wenn du trotzdem noch Probleme hast – es gibt viele hervorragende Salben und Medikamente gegen *Akne*.

Falls du alles schon ausprobiert hast, was es im Drogeriemarkt zu kaufen gibt, frag am besten in der Apotheke nach. Dort kann man dir stärkere und spezifischere Mittel empfehlen, für die du kein Rezept brauchst. Wenn auch die nichts nutzen, wende dich an deinen Hausarzt. Er kann Salben oder Tabletten verschreiben, die bei fast jeder *Akne* helfen. Vielleicht dauert es ein paar Wochen, bis eine sichtbare Veränderung eintritt – aber sie wirken! Und du solltest sie so lange nehmen, bis sich das Problem Pickel erledigt hat.

Haarige Probleme

Ungefähr zur gleichen Zeit, in der du zum ersten Mal deine Tage bekommst, wirst du feststellen, dass dir am ganzen Körper Haare wachsen. Das ist völlig normal. Manche Mädchen stört es aber, besonders dann, wenn die Haare dick und schwarz sind. Sie möchten sie lieber entfernen – zumindest dort, wo man sie wirklich sieht. Was du tust, ist einzig und allein deine Sache. An Körperbehaarung gibt es nichts auszusetzen und vielen Frauen missfällt der Gedanke, dass sie die Haare an den Beinen oder die Achselhaare rasieren. Falls du den Haarwuchs allerdings zähmen möchtest, solltest du wissen, wie man das macht.

Es gibt eine Menge Enthaarungscremes, die die unerwünschten Haare auflösen. Sie sind sehr scharf und man muss sich genau an die Gebrauchsanweisungen halten, da es sonst passieren kann, dass man sich die Haut empfindlich verbrennt. Und das tut weh! Eine Enthaarung mit Wachs funktioniert sehr gut, ist aber teuer, wenn man sie in einem Fachinstitut durchführen lässt – und eine ziemliche Fummelei, wenn man es selbst macht. Rasieren ist das Einfachste. Unter den Armen geht es leicht, an den Beinen ist es ein bisschen lästiger. Ein Nachteil ist, dass man sich immer wieder rasieren muss, hat man einmal damit angefangen – mindestens bis zum Winter, wenn wieder lange Hosen und Strumpfhosen angesagt sind.

Falls du meinst, dass auch die Arme rasiert werden sollten – lass es lieber. Das fühlt sich nämlich unangenehm an und sieht auch nicht gut aus. Haare auf der Brust kann man normalerweise vorsichtig mit der Pinzette auszupfen. Falls es aber zu viele sind, ist es besser, den Schularzt oder Hausarzt um Rat zu fragen.

Wenn deine *Schambaare* so buschig werden, dass sie unter dem Badeanzug hervorlugen, kannst du sie – sehr vorsichtig – mit einer kleinen Schere zurückschneiden. Entferne sie nicht mit Wachs und rasier sie nicht, denn erstens ist es sehr schwierig, das ordentlich hinzukriegen, und zweitens juckt es furchtbar, wenn die *Schambaare* wieder nachwachsen.

Fruchtbarkeit

Deine Periode hat angefangen. Das heißt, ab jetzt produziert dein Körper Eier (wie wir es im zweiten Kapitel besprochen haben). Jeden Monat kommt es nun ungefähr 12 bis 16 Tage vor deiner Periode zum so genannten Eisprung, bei dem ein Ei freigesetzt wird. Und das bedeutet, dass du ab jetzt *fruchtbar* bist. Wenn du mit einem Jungen schlafen würdest und sein Samen träfe auf dein Ei, könntest du schwanger werden und ein Baby bekommen. Und das ist einer der Gründe, warum manche Eltern plötzlich so streng und besorgt sind!

Bloß weil du jeden Monat einen Eisprung hast, bedeutet das nämlich noch nicht, dass du schon so weit bist, ein Baby zu bekommen oder es großzuziehen. In Deutschland und in der Schweiz ist das gesetzliche *Schutzalter* (das Alter, ab dem das Gesetz Geschlechtsverkehr mit einem Jungen erlaubt) für Mädchen 16 Jahre, in Österreich 14 Jahre. Aber die wenigsten Mädchen in diesem Alter sind bereit oder fähig, die Verantwortung für ein kleines menschliches Wesen zu übernehmen.

Problemseite

Ich habe schrecklich viele Haare an den Beinen und möchte sie gern rasieren. Ich weiß nicht genau, wie ich das machen soll, und hab mir gedacht, ich nehme Papas Elektrorasierer.

Keine gute Idee! Das würde zwar wahrscheinlich zuerst funktionieren, aber dann gäbe es Probleme, weil die Haare von deinen Beinen (die viel länger sind als seine Barthaare) den Rasierapparat verstopfen würden – und da hätte dein Papa bestimmt etwas dagegen.

Wenn du dir die Beine rasieren willst, machst du das am besten mit einem ganz einfachen Plastikrasierer. Schäum dir die Beine mit Seife oder Rasierschaum ein und zieh dann den Rasierer in langen Bahnen langsam und sanft von unten nach oben. Den Rasierer nach jeder Bahn gründlich abspülen, dann in die Badewanne oder unter die Dusche springen – und du hast hübsche glatte Beine. Aber nicht vergessen: Wenn man einmal damit angefangen hat, muss man es auch beibehalten, weil die nachwachsenden Haarstummel nicht sehr attraktiv sind.

Ungefähr ein halbes Jahr bevor ich meine Tage bekommen habe, sind mir plötzlich am ganzen Körper lange schwarze Haare gewachsen: auf Armen und Beinen, auf meinem Bauch, meinem Busen und jetzt sogar im Gesicht. Es ist so schrecklich und in der Schule lachen sie alle über mich. Was kann ich bloß tun?

Dieselben Hormone, die dafür sorgen, dass du deine Tage bekommst, führen auch zu Veränderungen bei deiner Körperbehaarung – sie wird dicker und dunkler. Das kann einen zuerst ein bisschen erschrecken, aber die meisten Leute gewöhnen sich daran. Wenn du dich mit deiner Mama oder den anderen Frauen in deiner Familie vergleichst, wirst du vermutlich abschätzen können, wie die Behaarung ungefähr bei dir aussehen wird. Vielleicht hatte deine Mama die gleichen Sorgen – rede doch mal mit ihr darüber.

Es gibt allerdings auch Mädchen, die wirklich ein Problem mit ihrer Körperbehaarung haben. Ein eher seltener Grund dafür ist das so genannte *Polyzystische Ovarialsyndrom*. Weitere Symptome für diese Erkrankung sind unregelmäßige Perioden und Gewichtszunahme. Leider gibt es Mädchen, die dann so verunsichert sind, dass sie sich gar nicht erst trauen, mit jemandem darüber zu sprechen. Das ist sehr schade, weil es sehr gute medizinische Behandlungen dafür gibt. Also: Falls du glaubst davon betroffen zu sein, bitte deine Mama mit dir zum Arzt zu gehen.

Ich habe furchtbare Pickel im Gesicht, am Hals und auf dem Rücken. Ich hab alle möglichen Salben ausprobiert und keine hat geholfen. Meine Mutter sagt, das käme von zu viel Junkfood. Stimmt das?

Zu viel fettes oder süßes Junkfood ist ganz sicher nicht gut für deine Gesundheit – aber Pickel oder *Akne* kriegst du eigentlich nicht davon. Die bekommst du, weil die Talgdrüsen deiner Haut durch die hormonelle Umstellung deines Körpers in der *Pubertät* mehr Talg (Fett) als sonst produzieren. Jeder Mensch hat *Bakterien* auf der Haut, aber wenn die Poren in deinem Gesicht vom Talg verstopft werden, können die *Bakterien* diese kleinen Anschwellungen infizieren und du hast plötzlich hässliche rote und gelbe Pickel.

Ganz wichtig ist deshalb die gründliche Reinigung der Haut, wobei eine spezielle antibakterielle Waschlotion aus der Apotheke sicherlich nicht schlecht wäre. Wenn das nicht ausreicht, frag einfach deinen Hausarzt. Sprich mit deiner Mutter, ob sie mit dir dort hingeht. Ärzte können viele wirksame Salben und Tabletten gegen Pickel verschreiben. Allerdings dauert es manchmal einige Wochen, bis die Wirkung sichtbar wird.

Ich kann abends nur ganz schlecht einschlafen. Morgens werde ich dann kaum wach und meine Mutter schimpft immer. Was ist mit mir los?

In deinem Alter ist es gar nicht so ungewöhnlich, nur sehr schlecht einschlafen zu können (man nennt das auch Schlaflosigkeit). Eine bestimmte Routine, die man sich angewöhnt, kann dem abhelfen. Früh aufstehen zum Beispiel klingt vielleicht furchtbar, aber am Abend bist du so müde, dass du leicht einschläfst. Du könntest auch ein warmes Bad nehmen, bevor du zu Bett gehst, einen Kamillentee, Kräutertee oder Milch trinken oder ein Müsli essen. Unmittelbar vor dem Schlafengehen solltest du nicht mehr fernsehen oder am Computer spielen, weil man davon wieder hellwach wird. Wenn du im Bett liegst, mach die Augen zu und versuche dir einen dichten schwarzen, weichen Samtvorhang vorzustellen. Tief und ruhig durchatmen und dann spürst du, wie es dich zu diesem schwarzen Vorhang hinzieht. Du entspannst dich, dein Kopf wird frei und du schläfst langsam ein.

Achtes Kapitel

Die ersten Jahre: Probleme mit der Periode und wie man damit umgeht

In diesem Kapitel sprechen wir über:

Regelschmerzen und das prämenstruelle Syndrom (PMS),
starke Blutungen,
unregelmäßige Perioden.

Dieses Buch beschäftigt sich mit Fragen, die man sich meist vor der ersten Periode stellt. Viele Mädchen gewöhnen sich schnell an die Regelblutung und entwickeln eine Routine im Umgang mit ihr. Es gibt aber auch einige Probleme, die in den ersten paar Jahren – und später noch – auftreten können. Von diesen Problemen handelt dieses Kapitel.

Regelschmerzen und das prämenstruelle Syndrom (PMS)

Die meisten Mädchen fühlen sich vor und während der Periode nicht ganz wohl. Sie haben die so genannten „Regelschmerzen“, gegen die man aber etwas machen kann. Manche Mädchen sind in dieser Zeit besonders müde, unglücklich und reizbar und kommen sich äußerst ungeschickt vor. Zeigt man solche Symptome, spricht man vom „Prämenstruellen Syndrom“ (PMS). Wahrscheinlich hast du schon davon gehört, und wenn es nur Witze waren.

Ich weiß genau, wann es so weit ist, weil ich dann nämlich sofort zu weinen anfange, wenn sie in den Nachrichten was Trauriges berichten. Oder ich bin ungeschickt und stoße mich plötzlich am Schrank oder renne gegen die Tür.

Karen, 17

Vom allgemeinen Umgang mit dem PMS und mit Regelschmerzen

Wenn man die Vorschläge, die wir hier machen, beachtet, bekommt man Regelschmerzen ganz gut in den Griff. Informationen über Schmerzmittel und medizinische Behandlungsmöglichkeiten findest du ab S. 103.

Ein paar Tage vor Beginn und auch während der Periode solltest du so viel wie möglich schlafen. In dieser Zeit braucht dein Körper besonders oft Zuwendung, und wenn du ihm die gibst, wird er es dir danken.

Falls du dich mies fühlst oder traurig bist, sprich mit deiner Mama oder einer guten Freundin über deine Gefühle.

Lass keine Mahlzeiten aus! Wenn dein Bauch leer ist, kann dein Blutzucker zu stark abfallen und du fühlst dich ganz zittrig und elend. Manche Mädchen bevorzugen allerdings kleinere Mahlzeiten und essen lieber zwischendurch einen Snack (Joghurt, Obst, Müsli).

Ein heißes Bad oder eine Wärmflasche sind gut gegen Regelschmerzen. Heiße Getränke wie Früchtetee oder Kräutertee mildern sie ebenfalls.

Und selbst wenn du keine Lust dazu hast: Ein bisschen sportliche Aktivität, wie zum Beispiel ein paar Stretchingübungen, kann Bauchkrämpfe lösen und Rückenschmerzen lindern. Was nicht heißen soll, dass du jetzt Fußball spielen oder einen halben Marathonlauf hinlegen sollst. Auch tanzen (und wenn's ganz allein in deinem Zimmer ist) ist super, genauso wie schnelles Gehen oder ruhiges Yoga. Dabei bekommst du noch einen Extrabonus: Falls du sportlich aktiv bist, gibt dein Hirn bestimmte Substanzen an dein Blut ab und du fühlst dich rundherum wohl.

Und wenn das alles nichts hilft, lies dir auf der folgenden Seite die Tipps zur Behandlung von Regelschmerzen durch.

Anfangs fand ich die ersten zwei Tage meiner Periode ganz schlimm, ich hatte solche Bauchkrämpfe und Rückenschmerzen. Und dann hab ich gemerkt, dass es mich wirklich entspannt und mir hilft, mich in die Badewanne zu legen, ein warmes Bad zu nehmen und dabei Aromakerzen brennen zu lassen.

Susie, 14

Früher war das PMS wirklich ein Problem für mich, ich war immer sehr depressiv und launisch. Dann habe ich meine Essgewohnheiten geändert und tagsüber viel mehr Obst gegessen. Jetzt merke ich kaum noch etwas vom PMS. Und die Schmerzen sind auch nicht mehr so stark. Allerdings habe ich in den ersten zwei Tagen immer einen Riesenhunger und esse viel mehr als sonst.

Katie, 17

Behandlung von Regelschmerzen

Wenn dir die Methoden, von denen wir gerade gesprochen haben, nicht helfen, kannst du dir in der Apotheke etwas besorgen:

Medikamente, die es auch ohne Rezept gibt:

Paracetamol: 1–2 Tabletten alle 4–6 Stunden.
(Auf keinen Fall mehr als 8 Tabletten in 24 Stunden)

Ibuprofen (Brufen oder Nurofen): 1–2 Tabletten 3–4 x am Tag. Ibuprofen reduziert die *Prostaglandine.* Das sind die Hormone, die während der Periode die schmerzhaften Krämpfe in der Gebärmutter verursachen. Wenn du Asthma hast, solltest du vorher mit deinem Arzt reden, weil Ibuprofen Asthma verschlimmern kann.

Wichtiger Hinweis: Mädchen unter 12 Jahren sollten niemals Aspirin gegen Regelschmerzen nehmen, weil Aspirin manchmal zu großen Problemen führen kann. Außerdem halten viele Leute es für weniger wirksam als Paracetamol oder Ibuprofen.

Wenn die rezeptfreien Medikamente nicht helfen, geh zu deinem Hausarzt (im neunten Kapitel steht mehr darüber). Ärzte können andere Mittel verschreiben. Zum Beispiel:

Stärkere Schmerzmittel, die es nur auf Rezept gibt.

Medikamente wie Parchemed, das besonders auf Regelschmerzen abgestimmt ist. Parchemed hilft am besten, wenn du schon vor der Periode mit der Einnahme beginnst.

Tabletten, die Hormone enthalten, um deinen *Zyklus* besser kontrollieren zu können.

Wichtiger Hinweis: Bitte gib in der Arztpraxis IMMER ALLE Medikamente an, die du einnimmst – auch wenn du sie selbst gekauft hast. Bitte lies immer den Beipackzettel. Manche Medikamente, die du selbst kaufst, können mehrere unterschiedliche Inhaltsstoffe enthalten, wie zum Beispiel eine Mischung aus Paracetamol, Koffein und Kodein. Und wenn du zusätzlich noch etwas anderes einnimmst, das Paracetamol enthält, dann könntest du dir eine „Überdosis" verpassen, ohne dass du es wüsstest.

Starke Blutungen

Medizinisch gesehen sprechen Ärzte von einer starken Regelblutung, wenn man

- länger als ein oder zwei Tage mehr als sechs der größten Binden oder Tampons pro Tag verbraucht,
- bei jeder Periode länger als sieben Tage lang blutet.

Die meisten Mädchen kennen das, weil starke Blutungen ab und zu einmal vorkommen. Sollte das öfter der Fall sein (zum Beispiel dreimal hintereinander oder bei mehr als 25 Prozent deiner Perioden), könnte ein zu hoher Blutverlust zu Nebenwirkungen führen. Du brauchst die roten Blutkörperchen, weil sie in deinem Blut den Sauerstoff durch den Körper transportieren. Falls du zu viel Blut verlierst, kann das eine so genannte Anämie (Blutarmut) hervorrufen. Das kommt zwar nicht oft vor (vor allem dann nicht, wenn du dich ausgewogen, vitaminreich und ausreichend ernährst), aber falls du eine Anämie hättest, könnte sich das an folgenden Symptomen zeigen:

Schwächeanfälle ● Müdigkeit ● Kopfschmerzen

Wenn du den Eindruck hast, während deiner Tage zu stark zu bluten oder eines der oben genannten Symptome feststellst, solltest du mit deinem Arzt sprechen. Das ist gar nicht so peinlich, wie man meinen möchte. Man wird dich fragen, seit wann du deine Tage hast und wie lange das jedes Mal dauert. Und vielleicht wird dir auch noch ein bisschen Blut aus dem Arm abgezapft um zu testen, ob du unter Anämie leidest. Im nächsten Kapitel sprechen wir genauer darüber, wie es überhaupt ist, mit Ärzten zu sprechen.

Wenn du länger als drei Monate starke Blutungen während der Periode hast, solltest du unbedingt zum Arzt gehen. Man wird dir einige Fragen stellen und dein Blut testen. Je nachdem wie der Bluttest ausfällt, erhältst du vielleicht Eisenpräparate (die die Produktion roter Blutkörperchen verstärken und dafür sorgen, dass du dich weniger müde und schwach fühlst). Vielleicht wirst du auch kurzfristig mit Hormonen behandelt, um Stärke und Ausmaß deiner Perioden besser kontrollieren zu können.

In ganz schweren (und sehr seltenen) Fällen muss man einen Spezialisten im Krankenhaus aufsuchen.

Für mich waren Regelschmerzen kein Problem, bis ich ungefähr 16 war. Ich habe meiner Mutter und meinen Lehrerinnen immer wieder davon erzählt, aber die haben mir nicht geglaubt und gesagt, ich solle mich nicht so anstellen. Der Schularzt kam nur an einem Vormittag in der Woche, doch man musste einen Termin haben und er war immer ausgebucht. Ich hatte Angst, zu einem anderen Arzt zu gehen, weil ich dachte, ich würde nur seine Zeit verschwenden.

Eines Morgens in der Schule bekam ich meine Tage und um 11 Uhr hatte ich plötzlich wahnsinnige Schmerzen. Ich musste irgendwas unternehmen. Also bin ich ins Büro der Chefsekretärin gegangen (was eigentlich nicht erlaubt ist, aber ich wusste nicht mehr, was ich machen sollte!). Sie ging mit mir zum Schularzt und unterbrach dessen Besprechung. Er hat mir dann gesagt, ich soll mich hinsetzen, und gab mir was Süßliches zum Trinken. Er verschrieb mir Parchemed-Tablet-

ten. Von da an habe ich jeden Monat beim leisesten Zwicken eine von den Pillen genommen und überhaupt keine Probleme mehr gehabt.

Wenn ich (oder meine Mama) bloß gewusst hätte, wie einfach das ist, dann wäre ich gleich zum Doktor gegangen.

Jenny, 18

Unregelmäßige Perioden

Es gibt Umstände, die die Periode so beeinflussen können, dass sie unregelmäßig wird. Angst und Stress, zum Beispiel vor einer Prüfung, können dazu führen, dass sie zu früh oder zu spät kommt. Viele Mädchen haben das auch schon erlebt, wenn sie in ein Land mit heißerem Klima fahren. Auch in großen Höhenlagen können Regelblutungen stärker sein oder öfter auftreten.

Manchmal kommen die Tage später, bloß weil man erkältet ist, eine Grippe hat oder eine radikale Abmagerungskur macht. Vielleicht will dir dein Körper damit sagen, dass du nicht genug isst!

Wenn die Periode ausbleibt

Falls du deine Periode mehr oder weniger regelmäßig hast und sie plötzlich aufhört, muss es einen Grund dafür geben. Es ist ganz wichtig, die Ursache herauszufinden, weil sie deine Gesundheit beeinträchtigen könnte.

Ungefähr zwei Jahre lang kamen meine Tage immer ganz pünktlich, aber jetzt haben sie plötzlich aufgehört. Außerdem ist mein Bauch ein bisschen geschwollen und tut weh und ich mache mir große Sorgen.

Claire, 14

Wenn deine Periode plötzlich nicht mehr kommt und das mehr als einmal, dann solltest du unbedingt mit jemandem darüber reden. Der häufigste Grund für das Ausbleiben der Periode ist eine Schwangerschaft. Sei also auf entsprechende Fragen gefasst. Und falls die geringste Möglichkeit besteht, dass du schwanger bist, wende dich bitte so schnell wie möglich an einen Erwachsenen. Du kannst zum Schularzt gehen und ihn bitten, dir zu helfen und das Ganze vertraulich zu behandeln. Außerdem gibt es spezielle Beratungsstellen für junge Leute (Am Ende des Buches findest du die entsprechenden Adressen).

Es gibt noch andere Gründe, warum die Periode plötzlich ausbleiben kann. Eine radikale Abmagerungskur zum Beispiel oder sehr viel Sport. Meistens bedeutet das, dass du es übertreibst und dein Körper dich auf diese Weise warnen will.

Wenn die Regel einmal später kommt, fühlt man sich normalerweise ein bisschen aufgebläht und auch Bauch und Rücken tun weh. Falls diese Schmerzen zu stark werden oder ungewöhnlich sind (das heißt für dich ungewöhnlich), solltest du immer medizinischen Rat einholen.

Problemseite

Ich hatte Regelschmerzen und habe mir in der Apotheke spezielle Tabletten besorgt. Die haben zwar geholfen, aber ich hab mich ein bisschen komisch gefühlt. Jetzt weiß ich nicht, ob ich sie weiter nehmen soll oder nicht. Was meinst du?

Bitte schau auf den Beipackzettel in der Tablettenschachtel. Wahrscheinlich enthalten die Tabletten ein übliches Schmerzmittel wie Paracetamol oder Ibuprofen, aber vielleicht enthalten sie auch Koffein sowie einige andere Bestandteile. Koffein – das auch in Kaffee und Tee enthalten ist – ist ein Stimulans, das Schmerzmittel in ihrer Wirkung unterstützen soll. Aber es kann ebenso dazu führen, dass du dich zittrig fühlst oder dir schlecht wird. Auch andere Bestandteile können diese Wirkung haben. Wahrscheinlich bekommt dir ein einfaches Schmerzmittel besser. Paracetamol und Ibuprofen sind beide gut, aber falls du Asthma hast, musst du vor der Einnahme mit deinem Arzt darüber sprechen.

Für mich sind die Tage wirklich ein Problem. Nicht weil ich Schmerzen habe, sondern weil mein Bauch und mein Busen so angeschwollen sind und ich nicht mehr in meine Kleider hineinpasse. Kann ich was dagegen tun?

Das ist ein weit verbreitetes Problem – auf der ganzen Welt leiden Millionen von Mädchen und Frauen darunter! Oft liegt es daran, dass dein Körper vor und während der Periode „Wasser zieht". Du fühlst dich völlig aufgebläht und aufgedunsen und besonders am Bauch und am *Busen* merkst du das. Vielen Mädchen hilft es, wenn sie ungefähr eine Woche vor Beginn der Periode Nachtkerzenöl (Kapseln) einnehmen oder auch ein leichtes (am besten pflanzliches) harntreibendes Mittel. Beides kannst du in der Apotheke kaufen, aber frag ruhig zuerst noch einmal den *Apotheker.* Auch dein Arzt weiß sicher Rat oder kann dir etwas verschreiben – allerdings gibt es viele Mädchen und Frauen, die sich damit abfinden müssen, in diesen Tagen einen größeren BH zu tragen und den Gürtel zu lockern.

Warum habe ich vor und während meiner Periode einen solchen Heißhunger? Normalerweise versuche ich wirklich, gesunde Sachen zu essen, aber genau in dieser Woche möchte ich Schokolade und Chips und Junkfood nur so in mich hineinstopfen. Ist das normal?

Heißhunger – besonders auf süße und fetthaltige Sachen – ist normal und eine ziemlich lästige Begleiterscheinung des prämenstruellen Syndroms (PMS). Wahrscheinlich hängt es mit deinem Blutzuckerspiegel zusammen, der gerade in dieser Zeit besonders leicht zu sinken scheint. Und falls er niedrig ist, fühlst du dich womöglich etwas zittrig oder benommen und dein Kopf sagt dir, dass du hungrig bist. Und wenn man dann Süßes oder Fettes isst, dann fühlt man sich zwar schnell viel besser, aber das hält nicht lange an. Der Blutzuckerspiegel sinkt rasch wieder und man fühlt sich noch schlechter als vorher.

Das Beste ist, regelmäßig über den Tag verteilt mehrere kleine Portionen zu essen. Wenn du auf dein Gewicht achtest, dann nimm zu den Hauptmahlzeiten weniger zu dir (wobei du nicht auf ein reichhaltiges Frühstück verzichten solltest) und iss gesunde Snacks wie Müsli, Joghurt oder Obst und, wenn's sein muss, alle zwei Stunden auch einen Keks. Das sollte wirklich helfen.

Ich habe sehr starke Blutungen. Manchmal ist meine Periode so stark, dass nicht einmal die „Super plus"-Tampons aus-

reichen. Würde es nutzen, wenn ich zwei Tampons auf einmal nehme?

Nein – das würde es nicht! Tampons sind so beschaffen, dass sie sich von selbst beim Aufnehmen der Flüssigkeit nach allen Seiten ausdehnen. Und wenn du jetzt gleichzeitig zwei nimmst, funktioniert das nicht mehr. Außerdem besteht die Gefahr, dass einer zu weit in die Scheide hineingerät und es schwierig wird, ihn wieder herauszubekommen. Überdies kann es leichter passieren, dass man einen Tampon ganz vergisst. Das könnte zu unangenehmem *Ausfluss* oder sogar zu einer Infektion führen.

Du solltest entweder deine Tampons öfter wechseln oder zusätzlich zum großen Tampon noch eine dünne Binde verwenden. Und du weißt ja, wenn die starken Blutungen bei jeder Periode länger als zwei Tage andauern, geh bitte zu deinem Arzt und sprich mit ihm darüber.

Meine Tage haben letztes Jahr angefangen und sie sind so unregelmäßig, dass ich nie genau weiß, wann sie das nächste Mal kommen. Meine Mama sagt, das liegt daran, dass ich nicht ordentlich esse. Ich bin Vegetarierin, was nicht ganz einfach ist, weil ich die einzige in der Familie bin. Kann das was damit zu tun haben?

Oft dauert es zwei bis drei Jahre, bis die Periode wirklich regelmäßig wird. Und weil du noch wächst, ist es besonders wichtig, dass du dich ausgewogen ernährst. Das kann durchaus vegetarisch sein, nur musst du bei Fleischverzicht besonders darauf achten, dass in deiner Nahrung genügend Proteine und Mineralien (wie Eisen und Kalzium) enthalten sind. Wenn du dich bei den gemeinsamen Mahlzeiten zu Hause nur auf die Gemüsebeilagen beschränkst, dann reicht das vermutlich nicht aus. Am besten besorgst du dir ein Buch über richtige vegetarische Ernährung oder lässt dich beraten (Adressen von Beratungsstellen findest du auf S. 129). Das Buch schaust du dir mit deiner Mama an und ihr könnt gemeinsam Mahlzeiten für die ganze Familie planen oder Extras für dich, damit du wirklich alles bekommst, was dein Körper braucht.

Wenn du wegen deiner Essgewohnheiten abnimmst, könnte sich das auf die Periode auswirken — dann spielt sie ein bisschen verrückt. Ansonsten ist es natürlich gut für deinen Körper, wenn du dich gesund ernährst. Warte eine Zeit lang ab, ob sich das Ganze nicht in einem Jahr eingespielt hat.

Neuntes Kapitel

Rat und Hilfe

In diesem Kapitel findest du Informationen über:

Leute, die du um Hilfe bitten kannst,
Anzeichen, die dir sagen, dass du zum Arzt musst,
was passiert, wenn du wegen deiner Periode zum Arzt gehst.

Die meisten Mädchen, auch wenn sie sich schon an die Periode gewöhnt haben, brauchen hin und wieder einen Rat oder ein wenig Hilfe. Es kann sein, dass du Fragen zu den dunklen Flecken in deinem Slip hast, oder du willst wissen, wie und wo du gebrauchte Binden am besten wegwerfen kannst. Womöglich kennst du die Antworten schon, aber mit anderen darüber zu sprechen und Erfahrungen auszutauschen, gibt einem viel mehr Selbstsicherheit und Vertrauen. Es kann auch vorkommen, dass du eines Tages größere Sorgen hast, bei denen dir deine Mutter und deine beste Freundin nicht helfen können. Dann solltest du zu einem Arzt gehen und dich medizinisch beraten lassen.

Dieses Kapitel handelt von Leuten, an die du dich wenden kannst, wenn du Hilfe brauchst. Vielleicht sind einige dabei, an die du noch gar nicht gedacht hast. Außerdem wird erklärt, was du in der Arztpraxis fragen sollst, um die Informationen zu erhalten, die für dich wichtig sind.

Leute, die du um Hilfe bitten kannst

Wenn du Fragen hast oder dir irgendwelche Sorgen wegen deiner Periode machst, ist immer jemand da, an den du dich wenden kannst. Zum Beispiel:

Mutter/Stiefmutter/Pflegemutter/Fürsorgerin;
große Schwester/Tante/Oma;
beste Freundin.

Ich hatte seit ungefähr einem halben Jahr meine Tage und wollte Tampons ausprobieren. Aber ich hab mich nicht getraut meiner Mama davon zu erzählen. Ich wusste, dass meine Schwester sie benutzt, weil ich bei ihr welche gesehen hatte. Also hab ich sie danach gefragt und sie war richtig toll. Sie hat mir den Beipackzettel gezeigt und mir erklärt, dass ich entspannt sein muss und wie ich üben kann sie einzuführen. Und als meine Mama herausbekam, dass ich Tampons nehme, war sie gar nicht böse, weil sie wusste, dass ich gut beraten war.

Lisa, 13

Zu Hause gibt's Probleme, also bin ich zurzeit in Fürsorge. Gerade als ich bei meiner neuen Pflegefamilie eingezogen war, kriegte ich zum ersten Mal meine Tage. Ich hatte solche Angst. Ich wusste, was das Blut bedeutete, doch ich wollte nichts sagen. Aber ich musste, denn alles war voll mit Blut. Meine Pflegemutter war ganz lieb und zeigte mir ein Fach im Schrank, in dem Binden und sogar saubere Unterwäsche für den Notfall waren. Sie meinte, das erste Mal wäre meist dann, wenn man gar nicht darauf gefasst ist und dass auch Angst und Sorgen die erste Periode auslösen können. Sie war so verständnisvoll und das hat mir enorm geholfen.

Sally, 12

Bei mir kam jedes Mal alles durch bis auf die Kleidung und ich dachte, das würde nur mir so gehen. Aber meine Freundin erzählte mir dann von Binden, die sie verwendet und die sich ausdehnen. Sie gab mir eine zum Ausprobieren und danach habe ich mir selber welche gekauft. Die sind viel besser.

Sam, 13

Wichtiger Hinweis: Freundinnen meinen es gut und geben gerne Ratschläge, aber manchmal kann das auch ein wenig schief gehen.

Alle meine Freundinnen haben über ihre Periode geredet und ich kam mir ausgeschlossen vor, bis ich sie auch bekam. Dauernd haben sie erzählt, sie bluten so viel und das macht sie so müde. Also hab ich mich gar nicht gewundert, als ich dann starke Blutungen hatte und meine Perioden immer länger als eine Woche dauerten. Und wenn ich davon gesprochen habe, meinten meine Freundinnen jedes Mal, ihnen ginge es genauso. Aber irgendwann fühlte ich mich dann richtig schlecht und meine Mama ist mit mir zum Arzt gegangen. Dort stellte sich heraus, dass meine Perioden viel zu stark waren und ich eine Anämie hatte. Deshalb war ich auch immer so müde. Ich glaube nicht, dass meine Freundinnen mich belügen wollten – aber wahrscheinlich haben sie einfach übertrieben. Wenn ich das bloß früher gemerkt hätte!

Hattie, 13

Wen könntest du noch fragen?

Papa
Mama meiner Freundin/Freundin der Familie
Leiterin vom Jugendclub
Schularzt
Lehrerin
Apotheker

Papa zu fragen, wenn es um deine Tage geht, kommt dir vielleicht eher seltsam vor, aber Väter machen sich oft viele Gedanken über diese Phase im Leben ihrer Töchter und werden ihr Bestes tun Antworten für dich zu finden – auch wenn sie zunächst vielleicht ein bisschen verlegen reagieren könnten.

Mit der Mutter einer Freundin zu reden ist oft leichter als mit der eigenen Mama. Es ist weniger persönlich und dadurch wahrscheinlich auch weniger peinlich. Die meisten Eltern verstehen das sehr gut – es kann ja durchaus auch umgekehrt sein, dass deine beste Freundin lieber mit deiner Mama spricht als mit ihrer eigenen!

Wenn du das Thema anschneiden möchtest und dir nicht sicher bist, ob sie mit dir darüber sprechen möchte, versuche es einfach auf dem direkten Weg: „Hätten Sie vielleicht Zeit, einmal mit mir über meine Tage zu sprechen?“, wäre eine Möglichkeit. Oder: „Kann ich mal mit Ihnen über etwas reden?“ Dann weiß sie, dass du etwas Wichtiges mit ihr besprechen möchtest. Und wenn es ihr recht ist, wird sie es tun. Falls sie nicht möchte, wird sie dir sicherlich den Grund dafür nennen.

Als ich meine Tage bekam, hat meine Mama mir jeden Monat Binden gekauft. Aber nach meiner ersten Periode kam lange keine mehr und ich habe mich nicht getraut ihr das zu sagen. Dann hab ich einmal bei meiner Freundin geschlafen. Meine Mama wollte unbedingt, dass ich „für den Notfall" Binden einpacke. Die Mutter meiner Freundin sah das und hat mir einfach ein paar Plastiktüten für gebrauchte Binden in die Hand gedrückt. Ich solle sie darin einwickeln und ihr geben, hat sie gemeint. Sie war so ruhig und ich spürte, dass ich es ihr erzählen konnte. Sie hat mir dann erklärt, dass das am Anfang völlig normal wäre. Wenn ich das bloß vorher gewusst hätte!

Trudy, 14

Die Leiterin vom Jugendclub kann dir meistens helfen und Broschüren oder sonstige Informationen besorgen. Manchmal ist es nämlich leichter, mit jemandem zu sprechen, der mit der Schule und auch mit zu Hause gar nichts zu tun hat. Sie wird solche Gespräche sicherlich für sich behalten. Falls du dir aber deswegen Sorgen machst, solltest du sie um ein Gespräch „unter vier Augen" bitten. Dann weiß sie, dass das, was du sagst, vertraulich zu behandeln ist – und nicht weitergesagt werden soll. Zumindest nicht ohne dein Einverständnis.

Auch die Vertrauenslehrerin oder der Schularzt können helfen. Wenn du nicht zur Vertrauenslehrerin gehen möchtest, sprich mit deiner Sportlehrerin oder einer anderen, die du magst und der du vertraust. *Schulärzte* kennen sich natürlich besonders gut aus und haben Broschüren, Bücher und notfalls auch Binden für dich. Und außerdem kannst du sie bitten, das Gespräch „vertraulich" zu behandeln.

In den ersten beiden Tagen hatte ich immer schreckliche Regelschmerzen und mir ging es richtig schlecht. Manchmal musste ich aus der Klasse gehen und ich hatte das Gefühl, die Lehrer würden mich für eine Simulantin halten, die nur schwänzen will. Dann hat mich eines Tages die Schulärztin gefragt, was los wäre. Mit ihr konnte ich richtig gut reden. Sie hat mir gesagt, ich solle mir die Daten meiner Periode genau aufschreiben und welche Tage besonders schlimm wären. Und dann solle ich damit zu meinem Hausarzt gehen und ihn um Rat und Hilfe bitten. Sie hat daraufhin mit den Lehrern gesprochen und die waren danach viel netter zu mir. Wenn ich mich schlecht gefühlt habe, konnte ich die Klasse verlassen und mich hinlegen, ohne dass viel gefragt wurde.

Sasha, 14

Der Apotheker sieht vielleicht im ersten Moment nicht unbedingt nach einem Menschen aus, den du um Rat fragen möchtest. Aber er kennt sich mit Medikamenten, ihren Wirkungen und Nebenwirkungen sehr gut aus. Und falls du Regelschmerzen hast, kann er dir sicher helfen. Natürlich ist man ein bisschen nervös, wenn man vor allen Leuten über so was Persönliches reden will. Am besten fragst du den *Apotheker*, ob du kurz etwas mit ihm besprechen könntest. Es gibt überall eine kleine Ecke, in die man sich zurückziehen und reden kann, ohne dass alle anderen zuhören. Du wirst ganz sicher sehr klare Antworten auf Fragen zu Schmerzmitteln bekommen.

Anzeichen, die dir sagen, dass du zum Arzt musst

Wenn auch die meisten Probleme normalerweise recht leicht selbst zu lösen sind, kann es doch vorkommen, dass man einmal einen Arzt aufsuchen muss. Vielleicht hast du ein bisschen Angst oder es ist dir peinlich. Aber Hausärzte kennen die Sorgen und Unsicherheiten, die das Erwachsenwerden mit sich bringt. Sie freuen sich sogar, wenn sie dich beruhigen können. Es ist viel besser, zu ihnen zu gehen und sie zu fragen – auch wenn dir die Frage noch so einfach erscheint –, als zu Hause zu sitzen und sich Sorgen zu machen.

Deinen Hausarzt solltest du aufsuchen, wenn

du Regelschmerzen hast, die so stark sind, dass du nicht zur Schule gehen oder nicht am Sportunterricht teilnehmen kannst,

du erbrechen musst, wenn du deine Tage hast,

deine Periode jeden Monat länger als sieben Tage dauert,

du regelmäßig sehr starke Blutungen hast (und mehr als sechs Binden oder Tampons der größten Größe pro Tag brauchst, besonders wenn dies für mehr als zwei Tage bei jeder Periode gilt),

du deine Tage öfter als einmal alle drei Wochen bekommst,

du zwischen den Perioden Blutungen bekommst,

deine Tage plötzlich aufhören, obwohl der *Zyklus* inzwischen regelmäßig war (was bis zu zwei oder drei Jahre dauern kann).

Außerdem: Wenn du glaubst, alle deine Freundinnen haben ihre Tage schon, bloß du nicht. Und falls du auch sonst keine körperlichen Veränderungen an dir feststellst (wie wachsender *Busen*, Haare unter den Armen oder zwischen deinen Beinen), ist es oft beruhigend, mit einem Arzt zu reden.

WICHTIGER HINWEIS: Falls du Tampons benutzt und während deiner Periode Anzeichen eines *toxischen Schocksyndroms (TSS)* bekommst, musst du SOFORT zum Arzt.

Weitere Informationen hierzu findest du im Abschnitt TSS am Ende des sechsten Kapitels.

Falls du dich entschließt zum Arzt zu gehen, solltest du deiner Mutter oder einem Erziehungsberechtigten vorher Bescheid sagen. Sie werden dir helfen und dich möglicherweise begleiten wollen. Aber du musst nicht unbedingt in Begleitung hingehen. Bei einigen Hausärzten gibt es Vorschriften, wie alt man sein muss, um allein in die Praxis kommen zu können. Wenn du dir nicht sicher bist, ruf einfach dort an und frag nach. Viele Ärzte wissen sehr gut, dass junge Menschen über manche Dinge gern unter vier Augen sprechen möchten, und versuchen ihnen das zu erleichtern. Manche Hausärzte zum Beispiel bitten die Mütter im Wartezimmer zu bleiben. Und dann hast du die Gelegenheit, ganz privat über deine Sorgen zu sprechen.

Ein Arzt berichtet:

In unserer Gemeinschaftspraxis haben wir dafür gesorgt, dass jedes Mädchen über 12 Jahre die Gelegenheit hat, allein mit einer Ärztin, einem Arzt oder einer Sprechstundenhilfe zu sprechen: Wenn es beispielsweise mit seiner Mutter wegen einer Halsentzündung kommt, schlagen wir oft vor, eine Woche später noch einmal allein zur Kontrolle vorbeizuschauen. Das ermöglicht uns, mit dem Mädchen über mögliche Probleme zu reden. Und die jungen Leute gewöhnen sich schnell daran, denn sie haben dabei nicht das Gefühl, als kleines Kind behandelt zu werden.

Wenn du wegen deiner Periode zum Arzt gehst, solltest du Aufzeichnungen über die Daten deiner Perioden dabeihaben: wann sie beginnen und wie lange sie jeweils dauern. Nimm dein Tagebuch mit oder schreib dir die Zeiten von deinem Kalender ab.

Manche Mädchen fürchten sich vor der so genannten „Inneren Untersuchung", bei der die Ärztin oder der Arzt zwischen die Beine sieht und die Scheide untersucht. Es ist höchst unwahrscheinlich, dass eine solche Untersuchung bei einem jungen Mädchen mit Regelproblemen erforderlich wird. Falls der Arzt es dennoch für nötig hält, wird er dir sicher erklären warum – und du hast natürlich das Recht, nein zu sagen.

Wenn du einen männlichen Arzt hast, könntest du die Sprechstundenhilfe bitten bei einer solchen Untersuchung dabei zu sein.

Was passiert, wenn du wegen deiner Periode zum Arzt gehst

Man wird dir zunächst einige Fragen stellen. Und da ist es ganz gut, wenn du die Antworten schon parat hast. Zu diesen Fragen gehören:

- Wie lang ist dein *Zyklus*? Das heißt, wie viele Tage liegen zwischen **dem jeweils ersten Tag jeder Periode?**
- Wie lange (wie viele Tage) dauern deine Perioden?
- Sind deine Blutungen an manchen Tagen besonders stark – wenn ja, an wie vielen Tagen?
- Wie viele Binden brauchst du an jedem dieser „starken" Tage?
- Scheidest du jemals Blutklumpen aus – hellrote Klumpen von dickem Blut, die ein bisschen aussehen wie zermatschte Kirschen?
- Hast du Schmerzen, und wenn ja, wo (z. B. im Unterbauch oder Rücken)?
- Wie lange dauern die Schmerzen und was tust du dagegen?
- Ist dir jemals schlecht oder fühlst du dich benommen, wenn du deine Tage hast?
- Hält dich das von deinen normalen Aktivitäten ab?

Wenn du diese Fragen beantwortet hast, wird der Arzt vielleicht Folgendes tun:

- Dein unteres Augenlid herunterziehen um zu sehen, ob er Anzeichen für eine Anämie findet,
- deinen Bauch abtasten – vor allem dann, wenn du während der Regel Bauchweh hast,
- deine Größe und dein Gewicht messen.

Abhängig von deinen Beschwerden wird der Arzt

- dir sagen, dass alles in Ordnung ist;
- dir ein Medikament vorschlagen, möglicherweise ein stärkeres Schmerzmittel.
- dir vorschlagen Hormontabletten zu nehmen, damit deine Periode regelmäßiger kommt und weniger stark ist.

Falls du Angst hast mit dem Hausarzt zu sprechen, solltest du wissen:

Ärzte kennen die Probleme, die eine Periode machen kann, sehr gut. Also braucht dir nichts peinlich zu sein.
Wenn der Arzt plötzlich Medizinerlatein redet und du nichts mehr verstehst, frag nach und lass dir alles nochmals erklären.
Es kann sehr angenehm sein, jemanden dabeizuhaben. Wenn du nicht willst, dass deine Mama mitkommt, dann bitte eine Freundin.

Ärzte unterliegen der Schweigepflicht, auch wenn du noch keine 16 bist. Das heißt, alles was du mit ihnen besprichst, werden sie ohne deine Einwilligung weder deinen Eltern noch jemand anderem erzählen. Wenn du dir trotzdem unsicher bist, solltest du fragen, ob euer Gespräch vertraulich ist. Und das sollte dir jeder Arzt bestätigen können.

Ich war 12, als ich zum ersten Mal meine Tage hatte. Im ersten Jahr hatte ich eigentlich keine Probleme damit, auch keine Schmerzen. Eines Tages bekam ich Schmerzen und hatte solches Bauchweh, dass ich fast umgefallen wäre. Der Schularzt gab mir ein paar Paracetamol-Tabletten, die aber nicht viel halfen. Er sagte, ich sollte zu meinem Hausarzt gehen. Davor hatte ich Angst, ich wusste nicht, was mit mir passieren würde. Aber meine Mutter meinte, es wäre das Beste, hinzugehen. Die junge Ärztin war wahnsinnig nett. Sie hat mich gefragt, wann meine Tage angefangen haben, wie lange sie dauern, wie oft ich sie kriege und wie stark ich blute. Dann wollte sie noch wissen, wie sich das Bauchweh anfühlt, wo genau ich es spüre, wie lange es dauert und welche Medikamente ich schon ausprobiert hätte. Und dann hat sie mir ein Rezept für ein anderes Schmerzmittel gegeben.

Ich war so froh. Das war alles gar nicht schlimm und die Ärztin hat mich nichts Unangenehmes gefragt und untersucht hat sie mich auch nicht. Das war vor drei Monaten. Und seit ich die neuen Pillen nehme, habe ich keine Schmerzen mehr.

Emily, 14

Ich war 16 und hatte als Einzige in der Klasse meine Tage noch nicht. Ich war überzeugt, dass bei mir „innen" was nicht in Ordnung wäre, und geriet in Panik. Vielleicht würde ich nie eine Periode kriegen und nie ein Baby haben können. Es war mir so unangenehm, aber schließlich hat meine Mutter gemerkt, wie durcheinander ich war, und mich davon überzeugt, mit ihr zu unserer Hausärztin zu gehen. Die war ganz ruhig und sachlich. Sie hat mich gefragt, ob ich irgendwelche körperlichen Veränderungen an mir festgestellt hätte, ob zum Beispiel mein Busen wachsen würde oder ob ich Haare zwischen den Beinen kriege. Ich sagte ihr, ich hätte eine paar Schamhaare und auch einige Haare unter den Armen. Dann fragte sie noch, ob sie sich meine Brust anschauen dürfe. Anschließend meinte sie, dass sich alles normal entwickle und ich wahrscheinlich schon bald meine Periode bekommen würde.

Sie hatte Recht. Drei Monate später war es so weit.

Jenni, 18

Problemseite

Meine Perioden liegen zeitlich oft ziemlich weit auseinander und jetzt habe ich schon seit drei Monaten keine mehr gehabt. Meine Mutter sagt, ich soll zum Arzt gehen und wahrscheinlich hat sie damit Recht. Aber ich hab Angst, er könnte mir blöde Fragen über mich und meinen Freund stellen. Ich weiß, dass ich nicht schwanger bin, doch ich will über diese Sachen einfach nicht reden müssen. Glaubst du, ich sollte trotzdem zum Arzt gehen?

Wenn die Periode eines Mädchens plötzlich ausbleibt, dann hat ein Arzt herauszufinden – und das muss man akzeptieren –, ob der Grund dafür eine Schwangerschaft ist. Du selbst empfindest eine solche Frage vielleicht als peinlich oder auch beleidigend, aber für den Arzt ist sie sehr vernünftig. Er wird vermutlich sehr einfühlsam sein. Wenn du also gemeinsam mit deiner Mutter in die Arztpraxis gehst, wird man vielleicht vorschlagen ein paar Minuten allein mit dir zu sprechen. Der Arzt wird dich fragen, ob die geringste Möglichkeit besteht, dass du schwanger bist, und du brauchst nur nein zu sagen. Es gibt keinen Grund, dich nach deiner Beziehung zu deinem Freund zu fragen, und falls er es tut, brauchst du nicht zu antworten, wenn du nicht möchtest. Das Ausbleiben der Periode kann verschiedene Ursachen haben und es ist daher wichtig, diese so bald wie möglich herauszufinden.

Ich habe immer ganz schlimme Krämpfe und meine Freundinnen sagen, ich solle Paracetamol oder so was nehmen, aber ich will keine Pillen schlucken, ich hasse das. Schon beim Gedanken daran muss ich würgen. Kann ich was anderes nehmen?

Viele Leute haben Probleme mit Tabletten. Glücklicherweise gibt es Medikamente auch in flüssiger Form oder als weiche Kapseln, die man leichter schlucken kann. Paracetamol gibt es auch als Sirup – am besten lässt du dich in der Apotheke beraten. Bitte lies den Beipackzettel sehr sorgfältig durch und nimm niemals mehr ein, als dort empfohlen wird.

Mit der Zeit sind meine Perioden immer schmerzhafter geworden und nichts scheint zu helfen. Meine Mutter meint, ich muss mich damit einfach abfinden. Ich würde so gern zum Arzt gehen, aber meine Mutter kommt nicht mit mir. Kann ich auch allein einen Termin ausmachen?

Es gibt zwar Arztpraxen, die eine Altersempfehlung haben, aber eine gesetzliche Vorschrift, wie alt du sein musst um allein einen Arzt aufzusuchen, gibt es nicht. Du kannst also durchaus selbst anrufen und einen Termin ausmachen. Die Tatsache, dass du zum Arzt gehen möchtest, zeigt, dass du erwachsen genug bist, dies zu tun und dich auch behandeln zu lassen. Aber man wird dich vermutlich trotzdem bitten deiner Mutter Bescheid zu sagen. Wobei ihr kein Arzt hinter deinem Rücken ohne dein Einverständnis etwas sagen wird.

Schlussbemerkung

Dieses Buch behandelt in erster Linie Probleme, die man mit der Periode haben **kann**. Man sollte aber nie vergessen, dass die meisten Mädchen und Frauen sehr gut und ohne größere Schwierigkeiten damit umgehen. Wir hoffen, dass du auf viele deiner Fragen Antworten gefunden hast. Und falls nicht, kannst du dir an verschiedenen Stellen Rat holen. Wenn du glaubst weder mit deiner Mutter, deiner Ärztin, deinem Arzt oder einem anderen Erwachsenen sprechen zu können (oder wenn sie dir nicht weiterhelfen können), dann wende dich an eine der nachfolgenden Kontaktadressen.

Kontaktadressen

Homepages

www.ob-online.de/beratung
www.maedchengesundheitsladen.de
www.kinderaerzte-lippe.de/spezamed.htm
www.jugendtreff.org/links/sexualitaet
www.jamsin.denise-lester.com/bravo4.htm
www.peer-education.de
www.maedchenhauskoeln.de

Beratungsstellen

DEUTSCHLAND

Mädchengesundheitsladen
Lerchenstraße 54
70171 Stuttgart/West
Tel.: 0711/223 99 82

Frauentreff Elmsholm
Beratung und Treffpunkt für jugendliche Mädchen
Kirchenstraße 7
25335 Elmsholm
Tel.: 04121/6628

PRO-FAMILIA – Beratungsstelle
Lindenstraße 4
26123 Oldenburg
Tel.: 0441/88095

Sorgentelefon
Tel.: 0800/111 0 333

Bundesverband der Pro Familia
Cronstettenstraße 13
60322 Frankfurt
Tel.: 069/55 09 01

Durchblick
Informationsservice
für Jugendliche über Empfängnisverhütung und Sexualität
Postfach 1272
85221 Dachau
Tel.: 0130/34 31

ÖSTERREICH

Rat auf Draht
Tel.: 0660/69 60

Beratungszentrum des Jugendamtes der Stadt Wien
Sobieskigasse 31
1090 Wien
Tel.: 01/4000 858 70

BM für Umwelt, Jugend und Familie
Familienservice
Franz-Josefs-Kai 51
1010 Wien
Tel.: 01/711 000

SCHWEIZ

Jugendberatungsstelle der Stadt Zürich
Röntgenstrasse 44
8005 Zürich
Tel.: 01/44 450 50

Beratungsstelle
für Familienplanung, Schwangerschaft und Sexualität
Metzgergasse 20
5000 Aarau
Tel.: 062/822 55 22

Pro Familia
Laupenstrasse 45
3001 Bern
Tel.: 031/381 90 30

Verein Jugendberatung
Möhrlistrasse 71
8006 Zürich
Tel.: 01/326 01 24

Frauengesundheitszentrum
Aarberggasse 16
3011 Bern
Tel: 031/312 31 20

Glossar

After	Darmausgang. Die Öffnung in deinem Körper, aus der der Stuhl (Kot) kommt.
Akne	Pickel und Flecken auf der Haut. Tritt oft während der Pubertät auf. Hauptsächlich im Gesicht, am Rücken und auf der Brust. Es gibt viele gute Medikamente dagegen.
Apotheker	Die Person, die in der Apotheke Medikamente verkauft oder auch Salben mischt. Kann oft gute Ratschläge geben.
Ausfluss	Eine Flüssigkeit, die aus der Scheide kommt. Meistens cremefarben, riecht nicht und juckt nicht.
Bakterien	Organismen, die Infektionen hervorrufen. Werden oft mit Antibiotika behandelt.
Befruchtung	Wenn ein männlicher Samen sich mit einem weiblichen Ei vereint.
Brustwarze	Der hervorstehende Teil der weiblichen Brust. Babys saugen an den Brustwarzen um Milch zu bekommen.
Busen	Fängt in der Pubertät zu wachsen an. Besteht aus Fettgewebe und Drüsen, die Milch produzieren, wenn du ein Baby hast.

Cervix	Gebärmutterhals. Ein starker Muskelring, der die Öffnung deiner Gebärmutter umschließt.
Diuretikum	Ein harntreibendes Mittel. (Du musst öfter aufs Klo.) Kann man in der Apotheke kaufen oder vom Arzt verschrieben bekommen.
Eierstöcke	Frauen haben zwei Eierstöcke, die Eier produzieren. Wenn ein Ei vom Samen eines Mannes befruchtet wird, kann ein Baby entstehen. Die Eierstöcke sind im Unterbauch rechts und links von der Gebärmutter.
Eileiter	Die Verbindung zwischen den beiden Eierstöcken und der Gebärmutter. Einmal im Monat begibt sich ein Ei (manchmal auch mehrere) auf die Reise zur Gebärmutter.
Ejakulat	Die Flüssigkeit, die aus dem Penis kommt und den männlichen Samen enthält.
Fortpflanzungsorgane	Die Körperteile, die man braucht um ein Baby zu machen. Bei Mädchen sind dies die Eierstöcke, Eileiter, Gebärmutter, Gebärmutterhals, Scheide und Vulva.
Fötus	Ein ungeborenes Baby, das in der Gebärmutter heranwächst.

fruchtbar	Wenn du fruchtbar bist, heißt das, dass du schwanger werden kannst.
Genitalien	Die Teile des Fortpflanzungssystems, die sich außen am Körper befinden.
Hoden	Auch Testis (lat.) genannt. Es gibt zwei davon und sie produzieren den männlichen Samen. Jeder Hode ist vom Skrotum umschlossen, das hinter dem Penis hängt.
Hygieneartikel	Binden oder Tampons zum Aufsaugen von Flüssigkeit.
Klitoris	Ein kleiner, sehr empfindlicher, erbsengroßer Knubbel in der vorderen Scheide. Ungefähr da, wo die inneren Schamlippen aufeinander treffen.
Labium majus pudendi	Äußere Schamlippe.
Labium minus pudendi	Innere Schamlippe. Das sind die vier Hautfalten, die die Vulva zwischen den Beinen umhüllen.
Menarche	Der Zeitpunkt, an dem ein junges Mädchen zum ersten Mal eine Periode bekommt.
Menopause	Auch Klimakterium oder Wechseljahre genannt. Die Eierstöcke produzieren keine Eier mehr und die Periode hört auf.
Menstruation	Ein anderes Wort für Periode, Regel, Tage.

Monatshygiene	siehe Hygieneartikel
Mukosa	Schleim, der von den Schleimdrüsen im Gebärmutterhals und in anderen Teilen des Körpers produziert wird.
Östrogen	Eines der von Frauen produzierten Hormone. In der Pubertät braucht man es für einige körperliche Veränderungen, wie das Wachsen des Busens.
Penis	Das männliche Sexualorgan. Jener Körperteil des Mannes, aus dem Harn und Samen kommen.
Polyzystisches Ovarialsyndrom	Ein hormonelles Problem, das Zunahme an Körpergewicht und Körperbehaarung bewirken kann.
Progesteron	Eines der weiblichen Hormone, das jeden Monat den Uterus dabei unterstützt, sich darauf vorzubereiten, möglicherweise einen Fötus aufnehmen und nähren zu müssen.
Prostaglandine	Diese Hormone helfen dem Uterus, die toten Zellen und jenes Blut abzustoßen, aus denen die Periode besteht.
Pubertät	Die körperlichen Veränderungen, die stattfinden, wenn ein Kind zu einem erwachsenen Menschen heranwächst. Eine

	dieser Veränderungen ist der Beginn der Periode (Menarche).
Pubes	Schamgegend. Das ist der Bereich zwischen deinen Beinen, gleich unter dem Unterbauch.
Schamhaare	Die Haare, die zwischen deinen Beinen wachsen, wenn du erwachsen wirst.
Schulärzte	haben in den verschiedenen Bundesländern in Deutschland, Österreich und der Schweiz unterschiedliche Funktionen und Sprechzeiten. Aber auch Lehrerinnen und die Schulsekretärin werden für dich da sein, wenn du Rat und Hilfe brauchst.
Schutzalter	Das Alter, ab dem das Gesetz einem jungen Mädchen Geschlechtsverkehr gestattet. (In Deutschland und der Schweiz ist das mit 16, in Österreich mit 14)
Skrotum	Hodensack. Der Hautsack, der die beiden Hoden eines Mannes umhüllt. Er hängt hinter dem Penis zwischen seinen Beinen.
Spermien	Die reifen Samenzellen eines Mannes, die sich mit dem Ei einer Frau zusammentun können und es dadurch befruchten. Spermien werden in den Hoden produziert.

Stuhl	Ein anderes Wort für Kot.
Toxisches Schocksyndrom	Eine durch Blutvergiftung hervorgerufene Erkrankung. Kann eintreten, wenn ein Tampon im Körper vergessen und nicht entfernt wurde.
Urethra	Harnröhre. Der Ausscheidungsweg, den der Harn nimmt, wenn er die Blase verlässt. Die Öffnung der Harnröhre, aus der der Harn herauskommt, befindet sich zwischen deinen Beinen.
Urin	Harn. Wird von den Nieren produziert und dann in der Blase „zwischengelagert“, bis man auf die Toilette geht. Urin besteht hauptsächlich aus Substanzen, die der Körper ausscheiden muss. Er ist üblicherweise hellgelb.
Uterus	Gebärmutter. Ein Organ, das wie eine auf dem Kopf liegende Birne geformt ist und sich im Unterbauch befindet. Hier wachsen Babys bis zu ihrer Geburt heran und von hier kommt auch das Blut, wenn du deine Periode hast.
Vagina	Scheide. Eine der Öffnungen zwischen den Beinen eines Mädchens.

Vulva	Das äußere Genitale der Frau. Dazu gehören die Scheidenöffnung und die Öffnung der Harnröhre.
Warzenhof	Der dunkle Bereich um die Brustwarzen herum.
Zyklus	Ein Kreislauf regelmäßig wiederkehrender Dinge. Wenn z. B. ungefähr alle vier Wochen ein Ei freigesetzt wird, dann ist das ein menstrueller Zyklus.

Verzeichnis

A

Abnehmen	91–92, 108
After	20, 22, 54
Akne	35–36, 94
Ärzte	32–33, 87, 92, 99, 104, 105, 111, 119–125
Ausfluss	36, 42–43, 45, 111

B

Baden	52, 83, 93, 102
Befruchtung	24
Binden	53–63, 65–67, 69–74, 77, 79, 80–83, 105, 111, 115
Entsorgung von B.	69, 79, 81, 84
Biologie	14, 17–30
Brustwarzen	19, 34, 39
Busen, Brust	19, 34–35, 39–40, 120

C

Candida-Mykose (Pilzinfektion)	43

D

Durchbluten	65, 73–74, 79, 84, 115

E

Eierstöcke	21–22, 28
Eileiter	20–24, 27–28
Ejakulat	27

F

Flecken	33, 45–46, 53, 57
Flügel	73, 79
Fötus	24, 27
Fruchtbarkeit	51, 96

G

Gebärmutter	21–24, 27, 46, 50–51
Gebärmutterhals	21–22, 36, 50
Gefühle	36–39, 101
Genitalien	20
Gerüche	35–36, 93

H

Harnröhre 20, 26, 29, 54
Hoden 25–26
Hodensack 25–26
Hormone 22–23, 36–39, 43, 93, 97
Hygieneprodukte 16, 70, 81
  Siehe auch Binden und Tampons

I

Intimhygiene 74, 94

J

Jungfräulichkeit 82
Jungs 24–27

K

Klitoris 20
Körperbehaarung 19, 25, 95, 97

M

Märchen 52–53
Mastdarm 22
Menarche 31
Menopause 51
Mukosa 36

O

Östrogen 23

P

Peinlichkeit 42, 47, 53, 57–58, 61, 65, 67–69, 116, 123, 126
Penis 25–27
Periode
  Alter bei der ersten P. 30–33, 47, 125
  Beginn der P. 45–49, 56
  Behinderung und P. 29, 41–42
  Dauer der P. 13, 45, 49
  Gesprächspartner 15, 33, 42, 56–66, 114–118
  Plötzliches Aussetzen der P. 45–46, 48, 107
  Stärke der Blutung 50–51, 105–106, 110–111, 115
PMS (prämenstruelles Syndrom) 100–102, 110
Polyzystisches Ovarialsyndrom 98
Privatheit 62, 66–69

Progesteron 23
Pubertät 15, 17–27, 31, 33, 35–36, 41, 43, 67, 93–94, 98

R

Regelschmerzen 46, 48, 50, 78, 100–104, 118–119
Rote Streifen 41

S

Samen 24, 27–28
Schamhaare 19–20, 25, 35, 41, 73, 96
Schamlippen 20, 27, 29
Scheide (Vagina) 20–23, 43, 50, 75, 82, 121
Schlaf 92, 99, 101
Schulärzte 43, 63–65, 106–108, 117–118
Schweiß 36, 92–93
Sex 27, 96
Sport 14, 40–41, 53, 55, 70, 74, 76, 79, 82

T

Tampons 53–56, 58, 60, 66, 68, 70–71, 74–88, 105, 111, 114, 120
  Entsorgung von T. 81
Toxisches Schocksyndrom (TSS) 79, 82, 87–88, 120

V

Vagina s. Scheide

W

Warzenhof 19, 34

Z

Zervix s. Gebärmutterhals
Zöliakie 29
Zyklus 22–23, 48–51, 104, 119, 122